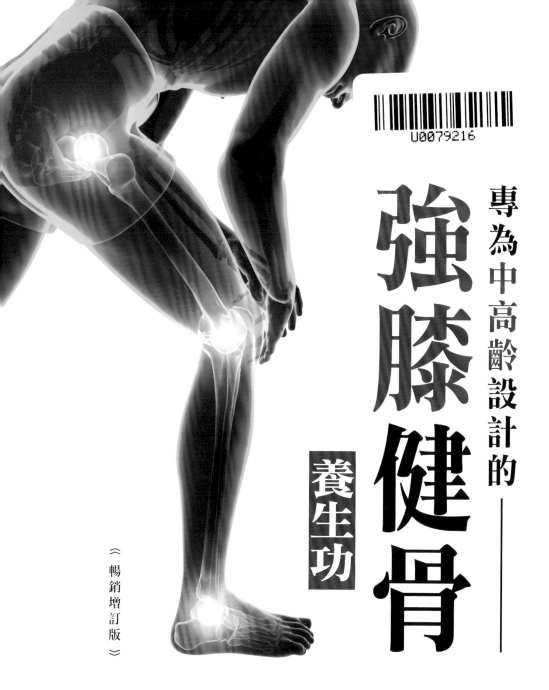

專為中高齡設計的——

強膝健骨

養生功

《暢銷增訂版》

U0079216

| 推薦序 |
用運動啟動身體的潛能！

臺灣第一位職業鐵人三項女子選手　李筱瑜

我和我老姊從小就很喜歡運動，有記憶以來，爸爸媽媽就會帶著我們在山上海邊玩耍，上學之後，老姊和我都進了游泳校隊，姊姊是短距離爆發型選手，我則是長距離的耐力型選手，當年我們姊妹倆成績就相當不錯，也都拿過不少獎牌喔！

隨著年紀漸長，我朝著馬拉松、自行車和鐵人三項比賽的領域繼續努力，姊姊也因為因緣際會開始習武，並且拿到世界盃散打冠軍，進入國家武術隊，鑽研中國武術的博大精深。這麼多年，我們也因為從事教練工作的關係，接受許多東西方運動的訓練和觀念，加上教學所獲得的寶貴經驗，這些訓練基礎和經驗都成為我比賽中屢獲佳績的利器，姊姊也發展出許多有益身心的健身理論和課程！

我姊在體適能界那麼出名不是沒有原因的，因為她是個很細心也很有智慧的老師，這麼多年的教學，知道很多人運動不得其法，或是容易碰到撞牆期，或是有所誤解，而導致無法有效的練習和達到預期的目標，因此才有開始將教學心得整理成書，讓更多人可以因此受益的計畫。

下肢的訓練的確是身體健康的關鍵，不論是選手或是一般民眾，都應該將下肢的練習當作是鍛鍊和保健的重點！姊姊所寫的這本書裡，動

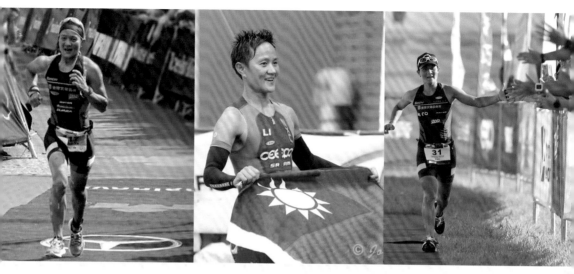

2003．2013	台灣與亞洲區馬拉松、自行車、登高賽、鐵人三項比賽超過百場冠軍
2013	TED╳Taipei The Power Within (Women) 首位女性運動員講者
2013	Taipei101登高賽台灣記錄保持
2013	新光登高賽記錄保持
2013．2015	日本北海道Ironman職業組冠軍
2015	首位進入Ironman世界冠軍賽職業組華人代表
2016	Challenge Taiwan 職業冠軍
2017	Ironman European Championship Frankfurt 首位進入Top 10華人

作招式都很簡單，因此不用擔心記不起來或看不懂，加上配合呼吸好好練習，都能深層地鍛鍊到下半身的肌力！在這裡也提醒大家呼吸的重要，呼吸是最簡單也是最重要的功法，也是很多人容易忽略的一環。另外，這本書也設計了很多單腳的訓練，這些訓練對核心肌群和平衡感都會有所提升。不要小看這些練習，雖然沒有其他工具的輔助，但是認真做，光是一個馬步，保證隔天讓你「很有感覺」！我也在裡面示範了幾招難度較高的下肢訓練，有興趣的朋友也可以試試看，不過，要量力而為喔！

　　從小運動的我們，發現了運動能啟動身體潛能的奧祕和好處，因此也邀請大家多多捧場老姊費盡思量、嘔心瀝血所編撰的運動新書，一起來跟著我們好好運動，成就健康和開心的生活！

| 推薦序 |
回歸「人」的原點

天義企業股份有限公司董事長　邱謝俊　*邱謝俊*

執行董事　宋申霞　*宋申霞*

天義企業經營的宗旨為「珍視生命，專注全人照護的關懷與產品發展」，「知善、行善、止於至善」是天義哲學的核心。

當我們公司全體200多位同仁齊心一志、同心一體攀登上37週年的事業階梯時，天義家族就像是純熟盛開的花朵，充滿了熱情，綻放著真善美的生命力，彼此關懷，互相學習，誠心齊力散播著健康美麗的種子。

身為企業經營者，日常最重要的工作就是「選擇」，政策選擇、資產選擇、以及治理選擇；人生和工作的成果可說是由選擇與結果組成的，對的、善的選擇產生對的結果和良善的循環。

健康的身體與心智是個人和企業生命力的源頭火種，有幾年的時間，每週3天晚餐後，在市區住家旁國父紀念館環繞四周健走，在車潮洶湧的夜晚，紅磚人行道上，基本上就不是適合長期運動的友善環境。

在評估與選擇後續健身運動的過程，主要考量的因素是年齡、體能，最重要的是能持之以恆，「太極」成為我們的首選，更幸運的是有緣選擇到知名武術教練李筱娟老師為我們夫妻的「個人教練」。

2011年5月承筱娟老師啟蒙，毅然排定每週三上午為「太極日」，教

室回到有山有水的大湖公園畔的社區庭園。老師教學堅持從養生功開始紮根，早期從站樁、呼吸吐納、馬步，循序漸進到太極套路，每堂課程前三分之二，都是針對我們體能進度設計的養生功，後三分之一才是太極套路。

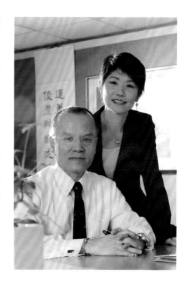

但也惟有從養生功點點滴滴、日月累積的體驗，才能真正抓到單純的腹式呼吸帶來的生理脈動的節奏，單純的馬步、弓箭步、獨立步帶來的動靜自如的平衡。進而領悟到養生功是教導我們探索並找回身體原本的結構、狀態和能量。再經由太極招式導引的運動，讓筋更軟、肌肉有力、骨架回正、氣深而長；進而讓我們全身器官經脈神經血流產生自體良性的循環，就像大自然的日出日落、風起雲湧、潮起潮落、四季循環、能量和生機生生不息。

人體本來就是個小宇宙，養生功和太極就是「回歸人的原點」的健身運動。投身天義企業37年，同樣領悟並實踐以人為本的理念，在每個抉擇的關鍵時刻，永遠帶領同仁回到人的原點，找到自己的力量，再與團隊力量結合，借力使力，綿延綻放真善美的生命力。太極與企業經營在「自我力量」禪變的邂逅，讓我們更感太極的親近和奧妙。

筱娟老師不僅武術深厚，更用心鑽研養生功相關的淵源學理，並深入淺出集結出書；2013年3月，「強膝健骨養生功」初版出書時，我們是「筱娟師門」二年級生，現在已經是八年級生了，前三年級以太極36式為基礎，接著三年級勤練24式，這一年多來增加了兵器——太極劍。七年多的健身養生功修習之路，在筋、肉、骨、氣日益導正精進之際，每每都有不同層次的體悟，今天不論身心健康和事業經營，都可以「樂而忘憂，不知老之將至」來形容。

欣逢老師「強膝健骨養生功」的第三版新書《強膝健骨養生功》出版，我們更樂於成為老師新書的最佳見證。

頂天立地，就靠一雙好腿力！

曾經拍片拍到軟腳的廣告導演　Trisha　陳惠君

我們這一行，對於創作和拍片，總是有燃燒不完的熱情，但是，卻常常忘記健康就像提款機，只提不存，燃燒殆盡的那一刻的的確確會降臨！這麼多年來，廣告和影視製作圈的青年才俊突然猝死、生病過世等，也已經不是新聞。所以當我有次熬夜拍完一支片，發現好幾天體力都補不回來的時候，我知道，不能再當拼命三娘了！

身體的保養，其實不外乎飲食、休息、環境、心情和運動。我的體質不算太好，但是我從小對不同類型的運動都很有興趣：跑步、騎車、騎馬、滑獨木舟、游泳、拳擊……或是什麼好玩的我就會去瞭解嘗試，當然玩樂之中也累積了一些運動概念。以前在美國唸書的時候，養成了固定去健身房運動或游泳的習慣，因此回到台灣，只要有空，我就會去健身房參加不同的有氧和肌力重量等訓練課程。不過，這幾年來，可能因為底子不是很好，或是工作本身就已耗氣太多，或是有時一整個月就是太忙而沒時間運動，往往有機會再運動時總尤其覺得腿力不如從前，甚至有運動傷害的產生，或是身體開始有病症出現……那時不免煩惱：「這樣下去我還可以工作多久？以後要去世界各地旅行走不動怎麼辦？」

還好，我們這一行的特色就是常常喜歡做些困獸之鬥，因此經過自身實驗證明發現，運動和保養身體的相互輔助是有訣竅的！只要我聰明地選擇運動方式和訓練分配，反而可以很快地增進體力！這時候，我開

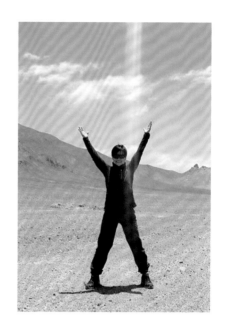

始練習筱娟老師所教授的強膝健腿的養生功法，剛練習時，就覺得這套運動很適合運動時間太少，或是很久沒運動，而突然良心發現要好好開始運動的人；也適合有了運動傷害或是身體有哪裡開始感到卡卡的族群。做做看，會發現有時候專心做一個招式，就能舒筋伸展，肌肉的鍛鍊上也會有所感覺。

經過一些時間的鍛鍊，發現腿力一好，真的體力就比較提升，好奇妙。另一方面，我以前都覺得養生功就是給中老年人練的，後來越練越能體會這些養生功其實蘊藏很多內家拳的精髓，是大有能量的，也適合年輕人練習，培養精氣神的內在力量……這部分較為玄妙高深，小輩我不便班門弄斧，不過延緩初老症狀是我自己的親身體驗，常常被業界同仁說看起來很年輕，雖然我不知道其中奉承的比例佔多少，但是至少自我感覺良好也是一種健康。

身體是靈魂的家，透過合宜適量的運動，能抒發生活工作上的晦氣，身體強壯了也比較容易覺得什麼事都好解決，透過運動中的鍛鍊，更可以發掘出自己的潛能！頂天立地，真的要靠一雙好腿力！（搬出用心良苦、俗又有力的**slogan**，希望大家能有所深刻體悟）這裡有好方法，有好老師可以學，接下來，就是兄弟爬山，各自努力，有練就是你的，大夥兒山頂上見，一個兒都不可少喔！！！

| 推薦序 |

最平易近人的養生運動操！

台灣精武體育會長　黃連順　黃連順

武術是中國老祖先流傳下來的瑰寶，可以讓身體得到伸展、柔韌、靈活、力量等訓練，對身體各系統機能也能達到良好功效。從傳統武術、基本動作訓練、武術的套路運動，結合了許多靜止和活動的平衡、跳躍、滾翻、旋轉、奔走等技巧，展現出武術靜美與動美的姿態。

透過這些訓練，還能夠發展動作的協調性、靈敏性和速度以及肌肉的彈性，在運動中保持身體平衡的能力以及在運動中阻止和運用慣性力量的能力。真功夫是需要一招一式細心揣摩的勤學苦練，在實戰中不斷增加經驗，不經過時間的磨礪不可能練出真功夫。拳的用法是拳術之根本，習武之人興趣之所在，最為寶貴、最不應丟棄、更不能忽視的東西，如沒有拳的用法，拳就沒有了靈魂。

武術帶來的好處非常多，不管是內在調理或是外在訓練。本人已超過花甲之歲數了！身手依然矯健、靈活，頭髮烏黑，許多人猜不出我實際的年齡，這就是我自己親身體認到武術帶來的受益。不過，很多人常會覺得「練功習武」是一項很難的運動，而感到害怕或不敢親近，幸

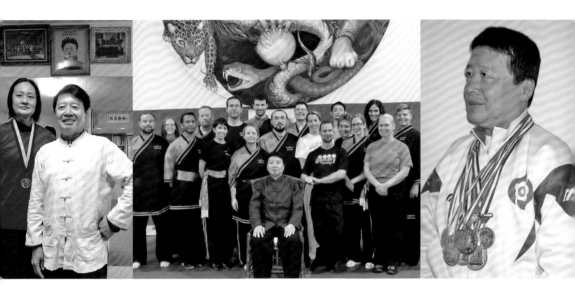

好，筱娟仁者的這一本書，以平易近人的概念及教學方式傳授給大家，相信每個人都能立即上手，不管你是不是有很好的運動細胞或是武術底子，只要跟著做，就能感受到這個運動帶來的好處！

筱娟仁者年輕時是位優秀的武術散打運動員，武術散打成績斐然：1993年第一屆上海東亞運動會武術培訓國手、1996年中華國術世界盃女子擂臺第一名及1994年全國中正盃女子擂臺冠軍。筱娟仁者擁有很好的資質，也很努力，習武將近三十年，近年來無論傳統武術的實戰應用功夫及武術理論研究已達到全面的提升及精進，不管是身形、力量、架勢等等，都是難得一見的奇才！

有幸在1993年第一屆上海東亞運動會國家武術培訓隊與筱娟仁者結下師徒之緣，近三十年更精進傳統武術的修練，繼承本門正統之武學領域，也看見筱娟仁者為了讓更多人能夠透過簡單運動擁有健康，付出了許多的時間和努力。相信大家跟著這本書一同練習，必能得到健康、得到喜悅！

練了會神采奕奕的
強膝健骨養生功！

運動的好處是要提升你的身體機能，但是很多人從事過於激烈的運動，或是沒有控制好運動的強度，強度高的運動，攝氧量也很高，容易感覺很喘，就會有缺氧的情形，演變成過度的耗氣，所以就會越動越累。如果運動會讓你覺得很累、很疲勞是不對的，透過運動，將身體的廢棄物代謝排出，帶入新鮮的氧氣，讓細胞活動，一覺醒來，覺得精神奕奕，而不是更累。

李明明

外練筋骨皮，內練一口氣

很多人會上一些團體運動課，例如有氧、瑜伽等，一般團體運動都需要照著老師的節奏練習，老師較難依照每個人的呼吸節奏或體能程度而改變，不過這一套養生功可以依照自己的呼吸調節，呼吸快慢由自己掌握，更能達到效果。

許多人也會練氣功或是其他養生功法，而這些養生功通常會強調經絡與氣的疏通和導引，但是一般人常常無法領會體內氣的流動，只流於表面招式。所以我在動作的設計上，把傳統的八段錦針對下半身動作加以改良，讓大家可以從外在肌肉的訓練和改變，進而改善身體內在的問題或疾病，隨著意念和呼吸的練習，循序漸進的瞭解到體內氣血的俱足與調理，當外在的筋骨皮練強壯後，內部氣的調理就不再如此虛幻而遙不可及了。

最簡單易懂的養生功法

自古以來，各法門的養生氣功所累積的智慧和經驗源遠流長，是中華文化的瑰寶，但是古代教授健身或技擊等功法，習慣用口傳和簡單扼

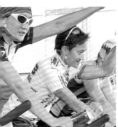
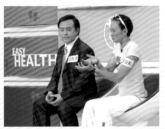
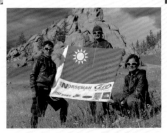
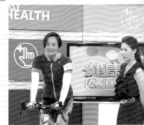

要的字訣來傳遞，或有文字或圖片說明，也是寫意大於寫實，加上眾多傳人練習方法各異和年代久遠，難免有所疏漏，某些動作上可能有偏差，而許多字訣對現代人也是有聽沒有懂，無法很快揣摩箇中奧妙。

所以我設計的這套「強膝健骨養生功」，運用了西方運動科學和體適能的教學系統，以現代人聽得懂而且有科學依據的方式來教大家，在每招式的練習中，提醒大家訓練重點、呼吸方式、肌肉運用、姿勢和角度的正確，希望大家能避免運動傷害，培養正確的運動習慣和知識。另外還新增太極十三式，從簡單的入門開始，讓大家感受到為什麼太極會被《時代雜誌》譽為最完美的運動，將養生功法發揚光大，使得更多人健康受益！

能夠出版「暢銷增訂版」，首先要感謝各位讀者的支持。另外也要謝謝我的恩師黃連順會長多年的指導，母親和妹妹筱瑜客串書中的模特兒，陳惠君導演的大力協助與鼓勵，出版社同事們的付出，以及許多學生們的經驗分享，使我能一邊教學，同時也有許多寶貴的學習！謝謝您們能一起幫我將有益身心的運動方式和知識傳遞給更多人！在這裡祝福各位讀者：「身體健康，事事順心，吉祥圓滿！！」

目錄|Contents

第一章

見證篇：學員心得分享

第二章

知識篇：〈強膝健骨養生功〉為什麼可以強化下半身？

第三章

基礎篇：〈強膝健骨養生功〉三大基本功

第四章

實踐篇：動出好腿力的〈強膝健骨養生功〉

第五章

養生篇：強化心肺和肌耐力的〈太極十三式〉

第六章

加強篇：隨時隨地都能做的腿部保養

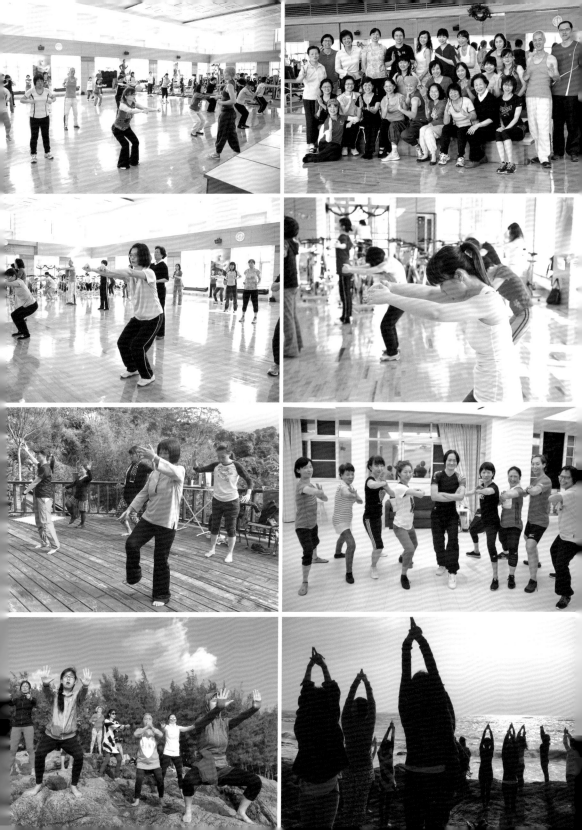

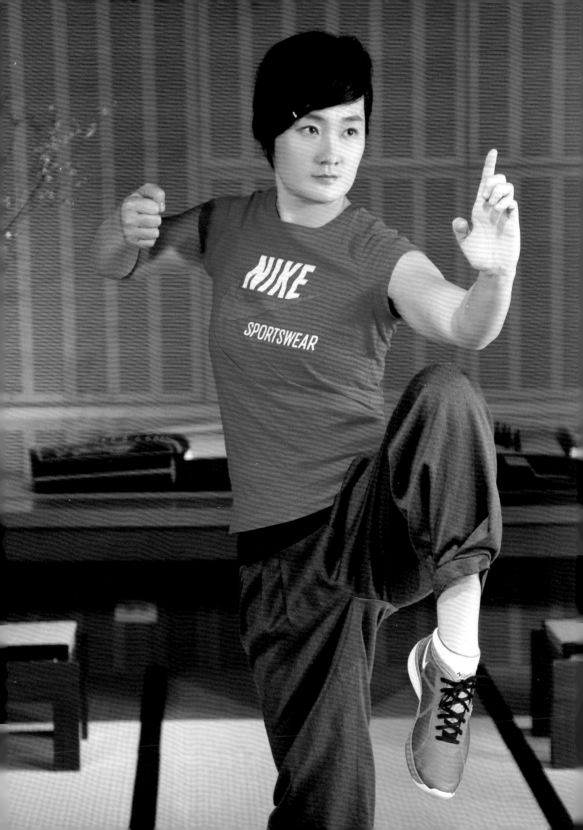

第一章

見證篇
學員心得分享

「強膝健骨養生功」可以強化下半身，
改善膝蓋疼痛、腳麻、腳無力等問題，
還能增加氣力、擺脫疾病等等，
同時訓練外在肌肉與調理內在臟腑功能，
透過學員的分享，你也可以像他們一樣找回健康！

>>>> **學員分享1**

腕隧道症候群、
腱鞘囊腫都不藥而癒！

　　跟隨筱娟老師練功至今將近四年了，非常感恩！練功後，讓我遠離病痛、身心平衡，和之前的我真的是判若兩人啊！

　　回想以前的我，大半輩子都飽受腕隧道症候群之苦，雙手的無力麻痛無時無刻不折磨著我。加上時不時就眩暈發作、嘔吐、全身乏力，完全無法忍受任何的聲響和輕微的移動，必須由家人用最輕緩的速度送我去急診，並留院打點滴用藥來控制病情，才能逐漸恢復平衡感。

　　為了改善病痛，我先看西醫鑑別診斷，歷經檢查、復健和服藥，醫生建議開刀治療，但也不保證能痊癒。於是轉診由中醫治療，針灸、湯藥、整脊、推拿、小針刀療……雖然有些幫助，可是病情仍然起起伏伏，無法完全康復。

　　幸好有家人的包容與協助，加上我天性樂觀，生命韌度強，才不至於被病魔打倒。於是我嘗試開始做一些緩和的運動，並加入健身房養成固定運動的習慣，希望能夠主動學習如何與病痛和平共處。

　　2014年秋末冬初，筱娟老師在健身房開了一堂課「禪武易筋經」。初期練習每個招式時，對我而言都像是在接受酷刑（痠麻脹痛和指尖觸電的麻痛交替出現），但聽從老師口令，配合深吸慢吐，用自己可承受的強度來練習，持續一段時日後，我的手竟然變得柔軟有彈性，抓握比較有力氣，呼吸也更勻暢！

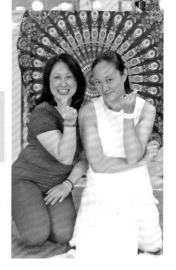

黃麗潔
練習時間4年。

　　筱娟老師說：「人體有自癒能力，要學習傾聽身體發出的訊息，並善待自己的身體。當我們提供身體合適的運動鍛鍊、加上均衡營養、充足休息，維持愉悅心情，身體自然而然會給我們美好的回饋——健康又平衡的身心。」這番話對長久沉浮於病痛苦海的我，如同在黑夜大海中看見了明燈！

　　因此，2015年9月我報名參加「禪武八段錦功夫健身師資培訓班」。照著筱娟老師的教導，配合深吸慢吐和觀想，細細體悟每一招式帶給身體的感受，每天持續練習，每次大約20至40分鐘，並且做「身體反應」記錄。我發現自己練功後，呼吸變得更順且思緒清晰。

　　同年12月我又報名參加「太極十三式功夫健身師資培訓班」，期望藉此更加強化五臟六腑的運化。在這兩天不斷地跟隨老師練習基本功法和太極十三式，再配合八卦與方位，跟大地結合與宇宙對話，調理效果倍增！最奇妙的是課程結束後第二天早晨，我練完功時，卡住的雙手大拇指竟然在寒冬中可以靈活的彎曲和伸直，不用去接受開刀治療！

　　非常感恩筱娟老師將古人的養生智慧結晶，用現代人可以理解的方式傾囊相授，用愛帶領我們進入武術與武學的修行之門，並鼓勵我們分享練功帶來的美好。練功是讓我健康、自在、人生更加圓滿的法寶，我非常珍愛它。也歡迎大家加入和我們一起練功的行列哦！

>>> 學員分享**2**

練功抗流感！

　　筱娟老師是國家級武術教練，有實戰應用功夫，教學很活。我跟老師學的是李氏太極、獨家太極十三式、李式太極36式，還有老師根據八段錦所延伸設計的強膝健骨養生功。

　　跟老師上課就是順和舒服，透過課程系統循序漸進，從自然呼吸到腹式呼吸調息，基本功鍛鍊由易到難，練習協調平衡穩定，老師把經絡伸展跟肌力結合在一起，肌肉柔軟度跟肌力同時增強，不論是練柔和的套路或陽剛的少林拳，能夠很自然的將呼吸跟動作結合在一起，打完太極後，很放鬆，心情也很寧靜。

　　2015年接續上完老師開的「八段錦」和「太極師資班」各兩天密集訓練後，很難得之後一年多都沒感冒，覺得是那兩次密集練功的神奇功效，儲存了滿滿能量。老師說：「八段錦調理五臟六腑加經絡穴位伸展，太極十三式是強化五臟六腑的運化，再配合八卦與方位跟大地結合，可以增強兩倍以上的體力，效果倍增，有練有保佑喔！」

　　八段錦和太極可運動到九大關節，能調身、調息、調心，是全方位的運動，也可以是每個人的終身運動。

　　有緣碰到好老師，真的很惜福，謝謝老師。

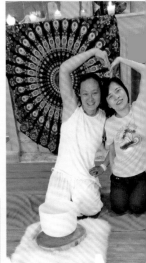

田佩玉
練習時間10年4個月。

學員分享 **3**

簡單動作，有效增加下半身肌力強度！

　　我當初為了參加鐵人三項開始跟筱娟老師學習，我是游泳選手出身，上肢肌力還行，但下肢肌力非常不足，偏偏鐵人三項後兩項都需要靠下肢。後來我在老師的指導下成績進步神速！**2017**年鐵人三項**70.3**公里的比賽成績**7:25:36**，**2018**年鐵人三項**70.3**公里的比賽成績**6:06:11**，足足進步了**80**分鐘！

吳燿宇
游泳講師。

　　老師的教法非常有效，一小塊空地、一張凳子、幾個徒手動作，就可以練得滿身大汗，而且老師強調，練這些動作不只能鍛鍊肌力，還兼具保養功效！如果練到練傷、練壞了，還不如不練。所以老師在增強肌力的動作之餘，也會指導我一些伸展、放鬆的動作。

　　我一直覺得老師非常專業、厲害的是，老師常有一些看似簡單的動作，強度卻非常大！而且老師都講解得非常詳細，比如說有些動作會刺激到肝經、膽經、膀胱經、心包經……等等。另外，老師也教我處事道理，有一次我跟老師講到生活的不如意，因別人的一句話感到生氣。她跟我說：「你跟我這樣練，累嗎？痠痛嗎？」我說：「當然啊，有時痠痛很多天，有時覺得跑一場**51.5KM**（標準鐵人賽距離）強度都沒有您一堂課來得高。」這時老師說：「身體的疼痛都可以忍了，為什麼別人說的話激怒得了你？」聽到這番話，我突然像是被點穴一樣，坐在那無法言語，一方面是思索老師的話，一方面是讚歎老師很會鋪梗。

　　跟了老師一段日子，我變得更健康了，包含身體和心靈上的健康！剛開始跟老師學習時，我發現老師忠實粉絲很多，跟了老師一段時間我終於明白原因了！

>>> 學員分享**4**

一天10分鐘，
強膝健腿好健康！

「運動就是體育課」，這是學生時期的感覺，也不清楚對我們有什麼幫助，自然不可能養成運動習慣。開始進入職場的時候，「運動就是要瘋狂的爆汗」，我最常做的一件事就是連上兩堂有氧課，當然不是為了健康，只是因為想要保持好身材。一直到2014年，因為多年工作累積的勞累，身體出現許多警訊，幸運的我，因為公司董事長的關心照顧與細心安排，我認識了筱娟老師，也是第一次真正覺得「運動是為了讓自己更健康」。

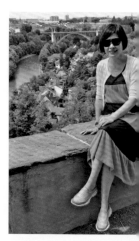

潘乃瑜
天義公司 業務協理
暨業務一處處長。

剛開始跟著老師運動時，老師示範後我心裡都會覺得：「這個也太容易了吧⋯⋯不難嘛⋯⋯」。但看似簡單的動作，身體卻會反應出前所未有的僵硬和無力。有時只是搭配呼吸與動態的伸展，居然能達到心肺運動的效果，不需要劇烈大動作也能爆汗，同時又能訓練柔軟度和肌耐力。還有一個最重要的收穫，就是正確運動不僅能讓運動達到最好的效果，也可以避免運動傷害。

以前的我，只是彎腰這麼容易的動作，連指尖都離地板好遙遠；常常需要依賴按摩來紓解身體的疲痛。現在的我，手掌貼地只是基本動作；按摩只能成為我的娛樂休閒活動，身體狀況也持續進步中。

筱娟老師的運動設計，結合她多年習武的歷程並融入西方健身的理念，沒有年齡的設限、沒有場地的限制、也不一定需要很長的時間。很適合久坐辦公室的上班族、或是像我一樣沒空運動的工作狂、或是不愛曬太陽又很想要運動的人，哪怕只有10分鐘，只要每天持續不間斷，一樣可以達到成效。如果家裡有腿力漸漸退化的長者，更需要這種動作簡單緩慢，又不會造成身體負擔的運動方式。

也期許自己，天天10分鐘，強膝健腿好健康！

養生功讓我骨骼回正，返老還童！

鄒璧妃
公司會計，武齡約10年。

　　歲月如梭，學習太極拳已有十個年頭了，想當初學習只是一時興起而已，在學習太極拳之前，因長期工作壓力及姿勢不正，而導致腰椎滑脫，日夜腰痛難耐，常往返醫院及復健治療，唉！無效！治標不治本，醫生終究宣佈要開刀扶正脊椎，頓時間晴天霹靂，不知如何是好？然而無意間接觸到太極拳，其動作如此緩慢，但又富涵勁力，全身上下都運動到，也練到身體平衡，重要的是身體的疼痛日漸舒緩。

　　就這樣一頭栽進太極拳的領域裡！練太極拳期間累積了我身體的強健及腰腿的肌耐力、身心靈平衡，也在2015～2017年參加國內及兩岸交流的武術比賽，如2017年參加黃山論劍國際武術大賽，並獲得國際社女DE組42式太極拳及42式太極劍等金牌。訓練過程中也曾因膝蓋過度使用而疼痛、髖骨移位，不過值得安慰的是背痛已不像以前那麼難以忍受了。此時發現打太極拳可強身健體、身心平衡及返老返童，真是一舉數得！

　　之後偶然上了筱娟老師的「太極養生功」，覺得簡單動作再配合吐納，五行行氣，竟然感覺全身氣血通暢，汗流浹背，體內毒素也隨汗水排出，從此每星期都非常期盼上筱娟老師的課，也與老師結下不解之緣！

　　筱娟老師編寫《強膝健骨養生功》，動作簡單易學，每日按書本動作練個幾回，日積月累下來，感覺腿力變強，膝蓋、腰背也不痛了！整個人脫胎換骨，煥然一新。

　　感謝筱娟老師編著如此大作，造福大眾，功德無量！在此借用老師上課時常用祝福的話：「祝大家身體健康，事事順心，吉祥圓滿。」

　　不妨跟著練習，一定能感受到身體帶來的改變。

▶▶▶ 學員分享 6

吾從筱娟老師那裡「偷」來的寶！

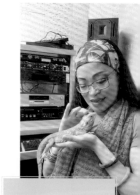

丹萱
練習時間7年。

　　吾是「生命調音師」，長期從事聲音與心靈工作的分享者。在學習與反思中，常有感一個人要有「漂亮的聲音」，一定要身心皆美。因此，聲音除了感恩「祖師爺賞飯吃」外，還追求身心協調。跟著筱娟老師練功，我在與身體的對話上，有許多學習與發現。

　　我從老師那裡「偷」來許多簡單又易學的招式，有事沒事的時候總愛找出來玩，例如：在行進的公車或捷運上，最喜玩的就是「站樁」，增強自己的定力與腿力。記得有一次我又在車子行進中，閉目養神練習「站樁」……冷不防一棵「青仔叢」朝吾直愣愣撲了過來，可我只輕輕晃了兩晃若「風擺荷葉」，抬眼望他還尋不著中心，於是忙忙上前扶他一把。

　　「對對對不起啊……」他有些狼狽。「叫你扶穩不扶穩，看你這是怎樣啊？」我正要張嘴說話，卻被這聲音嚇了一大跳，忙忙摀住口，心想：「天哪，這不是我想脫口而出的心裡話嗎？」嗨呀，敢情是他的「牽手」呢！我看他灰頭土臉的樣子，想起電視裡說話甕聲甕氣的……於是我收回眼神回到自己繼續練習站樁，帶著覺知隨著車子的起伏行進與田田的荷葉合體。嘻嘻嘻，姊有練過呢！開心，歡喜。

　　除了站樁，老師的「大圓滿」與「升降樁」，也是我放進日常的基本功。記得老師曾說，「大圓滿」是清淨自己的磁場，這麼多年「時時勤拂拭」，真的拭去心上不少塵埃；再配合「升降樁」練習，我還看見了生命旅程中的得失，當時如此牽掛，回頭再望大可一笑置之……

　　我喜歡與筱娟老師練功，謝謝她不吝將老祖宗的智慧點滴傳承給我們！並以身作則，要我們在快節奏的生活步調中，不忘以「養生功」保養自己、愛自己！練功這檔事兒，真是練一分實一分呀，有練真的有差喔！

▷▷▷ 學員分享7
練出完成夢想的好腿力！

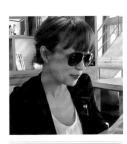

蜜雪兒
醫生娘，練習時間3年。

前年我第一次去上筱娟老師的太極課，光是站著呼吸吐納5分鐘，我的腳就開始發痠，上課也有些斷斷續續……去年，我又跑去上老師的飛輪課，坐在車上5分鐘，屁股就痛到受不了，只能坐著等下課。5月的時候我還去上了泰拳，上完課果然又是累到腳都軟了。

我很想脫離這樣的自己，所以後來下定決心，在11月的時候去找老師說：「我想參加路跑。」剛開始老師還不太相信，不過還是馬上開始幫我規劃。一開始從跑步機開始練習，第一個禮拜先每天跑1公里，兩個禮拜之後，1公里對我來說不再是難事。後來增加到2公里，月底我就參加了第一次戶外3公里的路跑。12月的時候，我開始一週挑兩三天跑3公里，後來加到5公里。接著我又報名參加了台北富邦馬拉松，跑了10公里。

我慢慢看到自己的改變，體力也慢慢變好，但我回想起以前的樣子，有時還是覺得沒有把握能更進一步。於是我又去問老師：「你覺得我有可能參加半馬嗎？這對以前的我來說，根本是天方夜譚。」那時老師對我說：「為什麼不可能？只要你相信自己可以，你就一定可以！人是有無限潛能的。」

後來除了跑步機訓練之外，老師還要我加上划步機交叉訓練，中間配合每天八段錦養生功的練習、呼吸吐納，有空再做瑜伽伸展筋骨。結果到了1月下半旬、比賽的前幾天，新聞報導說極地氣候開始出現，台北連平地都可能會下雪。老師很關心我，馬上問我：「你確定還要去跑半馬嗎？」我說：「老師，我已經準備了一陣子，無論結果如何，我還是想盡力去試試看！」比賽當天，台北氣溫4.5℃、還下著雨，但在這樣的天氣下，我竟然真的跑完了整個賽程！我想，如果連我都能做到，任何人也一定都能做到。

正在看這本書的你，相信你勇敢做自己的時候，一定也能突破自己界限，完成自己心中的夢想！

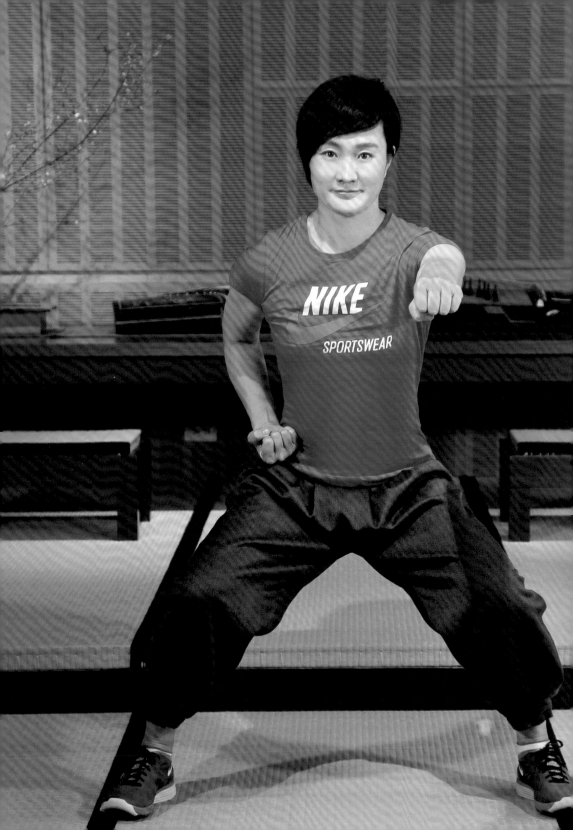

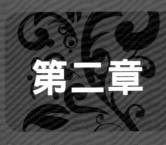

第二章

知識篇
〈強膝健骨養生功〉
為什麼可以強化下半身？

「強膝健骨養生功」為什麼可以強化下半身？
哪些人需要練「強膝健骨養生功」？
透過本章節，你會瞭解鍛鍊下半身的重要性，
以及練習「強膝健骨養生功」的好處。

>>>

訓練下半身肌肉
為什麼這麼重要？

強健下半身，就能遠離疾病、延遲老化！

我們人的下半身就像是房子的基礎，要強韌有力，向下扎根，房子才會歷久不衰！因此，下肢鍛鍊是健身之本，下肢鍛鍊好，許多毛病自然而然能獲得改善。下肢的靈活和彈性，主宰著我們的行動速度和敏捷度，腿有力氣，身體就站立得穩，不容易跌倒，行走、跑步也較不易疲憊，另外，對於疾病預防、延年益壽等等，也都有著很大的幫助。

訓練下半身的六大好處

一 │ 擺脫軟腳、下半身無力

人過了四十歲之後，臀部與腿部肌肉就會開始萎縮，大腿變得較細，下半身越來越單薄，很容易因為下半身肌肉不足，而感到腿軟無力、膝蓋疼痛等問題，更容易有跌倒意外發生。

不過也不用過於擔心，肌肉的增長是不受年齡限制的，也不會因為賀爾蒙分泌的減少而造成肌纖維細胞的停止生長，因此，從現在就開始鍛鍊下半身，骨骼肌和骨質密度就會開始強健、增長！

二 │ 預防骨質疏鬆

隨著年紀的增長，骨量容易迅速流失，導致骨質疏鬆，當骨質變得疏鬆，身體容易彎曲變形、身高變矮、容易骨折。根據研究報告顯示，運動可以改善小腸吸收鈣質的狀況，所以藉由運動可以增加骨量。而且**骨骼與**

肌肉的關係呈正比，當肌肉強健時，骨骼自然強健。

三｜擺脫肥胖

「少吃多運動」是擺脫肥胖的不二法門，很多人到了中年，體內代謝變差，身體不知不覺就往橫向發展，這也跟下半身的肌肉量減少有關。過了中年之後，下半身肌肉減少，我們的身體為了保護內臟和使身體正常運作，脂肪細胞就會慢慢壯大，久而久之肚子就越變越大，不僅身材走樣，更會威脅健康，**因此藉由訓練下半身，使下半身肌肉量增加，脂肪細胞自動就會變小，也能慢慢擺脫肥胖。**

四｜預防癌症的發生

我們人體體溫平均為**36.5**℃，體溫每降低一度，免疫力就會減少**30%**以上，當平均體溫升高一度時，免疫力就會提高五到六倍以上。所以當我們藉由肌肉運動讓體溫上升，活化細胞，就能打造不易生病的體質。

五｜預防老人痴呆症

人過了三十歲之後，記憶力會開始退化，而研究顯示，不運動的人腦部退化、老化的情形會更嚴重。透過下半身的運動，不僅可以健康下半身的肌肉群，也能刺激腦部，達到預防老年痴呆的效果。

六｜預防疾病

「活動活動，要活就要動。」人要活動才能維持健康，那麼下半身的鍛鍊就更為重要。運動下半身，使下半身的肌肉發達，肌肉中的微血管量就會增加，血壓也因此下降，腦血管的負擔自然就減輕了，自然能夠預防腦中風。另外，心肌梗塞是因為上半身的心臟血液太多，發生阻塞，若是我們常常鍛鍊下半身的肌肉，促進血液循環暢通，心肌梗塞的發生率自然也就會降低。在做下肢訓練時，許多動作也能按摩到五臟六腑，帶動氣血在其中的運行，保健腸胃、肝膽等臟器運作。所以，強健下半身，絕對可以使你更健康！

強膝健骨養生功，
幫助你重拾下半身的健康！
不打針、不吃藥的運動自然療法

強健的肌肉可帶給我們身體驚人的能量！人體**70%**的肌肉都分布在腰部以下，而肌肉的作用除了保護骨骼，也有促進新陳代謝，保持正常體溫，幫助脂肪燃燒，儲藏血液，排除體內多餘水分等功用。

不過，隨著年齡的增加，肌力會隨之下降，所以很多**40歲**以上的族群，下肢好像如脫水般地變乾、變瘦，千萬不要以為這是減肥成功，那正是老化的徵兆、肌肉萎縮的症狀。所以要透過運動來增加腿部肌力、預防老化。

現代人生活忙碌、活動應酬多，運動時間有限，加上對自我身體狀況缺少自覺，等到疼痛發生時，其實都已經是長年累積下來的勞損。這幾年的教學經驗發現，許多來上課的同學，大多因為年紀、體力或是曾經受過傷的關係，無法做太激烈、複雜的健身運動，所以我設計出這一套融合了八段錦和養生功的強膝健骨養生功，針對下肢做更仔細和全盤的鍛鍊，而且不受時間、空間的限制，簡單單一動作的練習，讓大家可以漸進式練習，進而強化肌力和體魄。

Tips！

筱娟老師小叮嚀

「頭痛醫頭、腳痛醫腳」的單一治療方式已經過時了，我們可以採取更自然、環保與有效的方法來使身體健康，延緩老化，並且能化解疾病所產生的問題和痛苦！

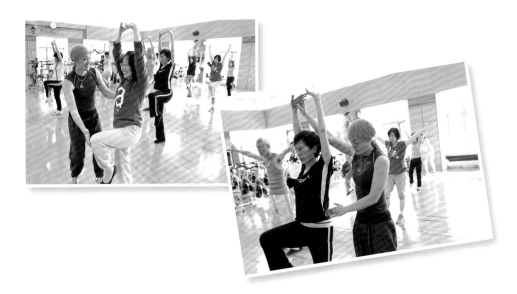

　　這幾年來，一起持續鍛鍊的學生們，不論原本的體能狀況或身體年齡如何，都得到顯著的改善。所以，請不要放棄希望，讓我們從下半身開始，打造健康而美好的下半生吧！

● 強膝健骨養生功的六大訓練重點

❶ **訓練腰部**：強健的腰部，可以保護脊椎、骨盆和內部的生殖泌尿系統。

❷ **讓髖關節靈活**：靈活的髖關節，關係著身體的柔韌、體態的平衡，幫助消化和循環系統的保養。

❸ **增強腿力**：一雙有力氣的腿，可以促進下肢血液順利回流到心臟，有效增強心臟功能。

❹ **強化膝關節**：蹲站自如的膝關節，能避免腰痛，維持脊椎的中正。

❺ **改善手腳冰冷**：腳底末梢的循環順暢，更能驅寒避疾。

❻ **活絡經絡**：腿部和足底是重要經絡和穴位分布所在，有著影響五臟六腑甚至顏面頭部的活化功能。

>>> 練習強膝健骨養生功 的四大好處

跟著做，慢慢動，一起感受身體的活力帶動！

許多人都以為運動一定要很激烈、很累、汗流很多，才代表有效果，但往往過於疲累的運動，反而會適得其反或是造成運動傷害，強膝健骨養生功的動作緩慢，不易造成身體負擔，比起其他運動，還有更多優點，是一個適合任何人的運動！

強膝健骨養生功的四大好處

一｜動作簡單、步驟好記

　　動作設計簡單，步驟好記，加上動作不複雜，不會讓人有手忙腳亂、跟不上節奏的困擾，練習時更能專注在呼吸與動作上，對於內在的心性或是外在肢體，都能夠獲得更好的鍛鍊。在緩和的動作下，更能夠細細體會自己的呼吸有多長、身體可以延展到什麼程度、觀察身體每個肌肉的放鬆與緊繃的狀態。

二｜不受空間、天氣影響

　　不需要特別的道具輔助，不受空間限制，只要約一個瑜伽墊的大小就能練習。不受天候影響，在室內隨時隨地就能做。

三｜變化多，不無聊

　　四十個招式設計，加上太極十三式，可以視個人的身體狀況以及招式

難易程度來練習，動作由淺入深，可以循序漸進練習。動作簡單、變化多，豐富有趣的動作練習，更能持之以恆，帶給大家不無聊的運動生活！

四│只要十分鐘，就能達到效果

視個人的時間來決定練習的長短。如果今天只有十分鐘的時間，可選擇兩個招式來練習，每式五分鐘，專心練習，就能輕鬆達到運動及調理的效果，透過流汗，將體內毒素排出。如果有更多時間，進行更密集的練習，對身體更是最好的投資。

● 練習前的注意事項

❶ 過飽或過餓時都不宜：過飽或過餓的狀態下，不適合從事任何運動，建議飯後一小時再運動。

❷ 動作宜緩不宜急：肌肉的伸展和鍛鍊其實都需要時間，過於快速的節奏，只是自己感覺做很多次，其實反而事倍功半。適度的節奏配合呼吸，將自己的身體調整到穩定、優雅、從容的狀態，肌肉和筋骨也能到達最深層的練習伸展。

❸ 穿著舒適的服裝：可穿著寬鬆、透氣、棉質的衣褲，若是喜歡緊身的衣服，質料需有彈性，不會感到不舒適即可。

❹ 穿著柔軟的鞋子：建議穿柔軟的鞋子（如球鞋、功夫鞋），但球鞋的鞋底後腳跟處不要有厚度或高低落差太大，以免在做提踵（踮腳跟）、蹺腳尖或移步的動作時重心不穩。赤腳練習者，需要注意自己的體質和環境溫度，有人體質較虛或在室內開著冷氣，練功時地氣容易上竄，反而造成腳部冰冷、身體不適，因此雖然赤腳練習能刺激腳底細部的肌肉和穴位，但還是建議大家穿著鞋子練習。

❺ 護膝輔助：肌肉、骨骼有不適症狀時，可以選擇配戴舒適透氣的護腕、護肘、護膝，給予緊張的肌肉，有效的支撐固定。護具可局部保護，減少第二次傷害，適合居家日常使用。

>>>
拯救8大危險族群，
重返好腿力、重拾好健康！
青壯年請注意，腿力不足不只是年長者的症狀！

腿力不足、膝蓋疼痛，並不只是年長者的症狀，如果你是以下族群，或是日常生活有以下症狀者，就代表健康發出警訊，或是下半身長期處於不平衡的狀態，需要藉由強膝健骨養生功，重拾下半身肌力、找回健康！

族群1 │ 長時間久坐者

　　許多學生、上班族坐在椅子上的時間長達8小時以上，晚上下班繼續癱在沙發看電視、打電腦；老年人因為身體容易疲憊，一起床後自然又坐著一整天，「久坐」似乎成為大多數人的生活形態，而我們卻沒有自覺，久坐是造成現代人體弱多病的主因。

　　久坐會讓血液循環變慢，易造成心血管疾病；讓腸胃蠕動緩慢，造成消化不良、便祕、食慾不振等腸胃疾病；下腹部氣滯血瘀，容易引發婦科疾病；長期久坐易導致姿勢不良，感到腰痠背痛、筋骨肌肉產生不適症狀等等……這些都是因為久坐所引發的問題，所以再怎麼忙，請離開你的椅子，起身動一動吧！

族群2 │ 長時間久站者

　　很多人因為工作的關係需要長期久站，像是老師、專櫃小姐、銷售人

員等等。久站讓腿部肌肉因為缺乏氧氣供給，造成乳酸堆積而感到肌肉痠痛，只要稍加按摩及休息就能得到舒緩。不過隨著時間一久或年紀稍長，長期的氣血循環不良會使肌肉僵硬，慢慢形成肌肉纖維化，連帶使韌帶逐漸鈣化，造成骨關節的活動受限。人一久站，因為疲勞之故，導致站姿偏斜不正，造成膝關節發炎、下背疼痛、後頸肩胛酸痛、坐骨神經痛、足底筋膜炎、靜脈曲張等問題。

族群3｜不耐走、走路容易感到腳痠者

人走沒幾步路就感到腳痠無力，很多時候是因為脊椎和走路姿勢的問題，或是肌肉無力（腰大肌、核心肌群、腿部），原因有紅肌（慢速收縮肌）、白肌（快速收縮肌）的天生比例和缺乏鍛鍊，肌肉缺氧導致乳酸堆積，細胞中攜帶和儲存能量的物質不足等。

族群4｜爬樓梯感到吃力或氣喘吁吁、心跳加快者

除了先天氣喘或過敏的問題，爬樓梯原本就比走路要來得耗費肌耐力，膝蓋也會承受體重3～4倍的重量，加上心肺功能較弱，就會造成爬幾個階梯就感到腿軟無力、呼吸不過來。鍛鍊下肢的運動可以幫助調整呼吸，增加肺活量，鍛鍊腿部肌力，減緩膝關節退化。

族群5｜天氣變化容易膝蓋疼痛者

很多人的膝蓋就好像是氣象預報局，只要天氣轉變，就會出現痠痛麻的感覺。當天氣變化、變冷時，微血管收縮，輸血量減少，導致循環變慢，或是關節有舊傷、退化的症狀，造成血管硬化、氣滯而堵塞缺氧，引起僵硬痠痛的症狀，雖然透過熱敷或止痛藥劑可以減緩疼痛，不過如果想要治本，還是得透過下肢的鍛鍊來調整身體的正確姿勢（很多膝蓋的損傷，都是錯誤的姿勢所造成），並強化肌力，分擔身體重量，減低膝蓋負擔。配合意念和呼吸調息的下肢運動可以疏通氣滯的區域，避免血管硬化，減緩關節老化的現象。

族群6 | 曾有腳踝、下肢肌肉傷害者

腳踝關節扭傷是因為外力使得關節外轉，傷害關節附近的韌帶、血管和肌腱等柔軟組織，常見的後遺症有經常性的痠痛和再次扭傷，那是因為肌肉要幫忙鬆弛的韌帶拉住關節，所以造成肌肉與韌帶的疼痛和不穩定。

肌肉拉傷是因為肌肉過度用力或不當扭轉，造成肌肉和肌纖維斷裂以及肌腱受損，後遺症是肌肉纖維化，肌肉的伸展和運用力氣的能力都會受限。**不論是扭傷或拉傷，當發炎症狀減緩消除之後，也一定要進行復健的治療和運動訓練，才能恢復原有的能力。**

族群7 | 怕冷、手腳冰冷者

從體內發出的寒氣，有時就算穿得再保暖也沒有效。造成手腳冰冷的原因很多，其中最常見的就是末梢神經的血液循環差。當心臟較為虛弱時，血液便無法輸送到末梢；或是肌肉量較少（女性和年長者），因為肌肉有蘊藏血液、產生熱能的作用，因此**肌肉量不夠時也容易手腳冰冷，可以利用鍛鍊下半身得到很好的改善。**

族群8 | 體重過輕或過重者

體重過輕和過重都會對身體造成傷害。體重過重者，藉著肌肉的伸展鍛鍊來燃燒脂肪，減緩關節負擔，有氧的訓練還能調節循環系統，促進新陳代謝，達到減重的功效！許多女生擔心運動會讓腿變粗、有蘿蔔腿，所以從來不敢做腿部的訓練運動，但是反而使得肌肉和骨質密度流失，循環和免疫系統下降，得不償失。其實這樣的擔心是多餘的，女性因為賀爾蒙的關係，很難練成大塊的肌肉，只要訓練得宜，曲線體態能更顯完美。

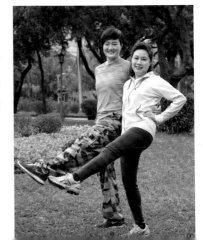

測試你的下半身健康
記錄並持續練習

以下列出幾種常見的肌肉和骨骼關節因退化或傷害所造成的現象，請自行評估。並利用此表格記錄練習強膝健骨養生功三個月之後改善的程度，看看分數有無進步或哪裡還需要加強。有鍛鍊一定會有進步，請對自己保持信心，持續練習！

體能評量表與紀錄

項目		練習開始			練習三個月後		
		經常	偶爾	尚未	經常	偶爾	尚未
1	無負重時走路超過20分鐘，開始感到喘氣或疲勞	1	3	5	1	3	5
2	腳往下踏步會頓時感到無力	1	3	5	1	3	5
3	走路外八或內八	1	3	5	1	3	5
4	腳踝扭／拉傷	1	3	5	1	3	5
5	下樓梯、走下坡、天氣變化時膝蓋容易痠痛	1	3	5	1	3	5
6	爬樓梯半層樓之後就會感到喘、疲勞	1	3	5	1	3	5
7	久坐或起床時下背或腰感到痠疼僵硬	1	3	5	1	3	5
8	腰背肌肉拉傷	1	3	5	1	3	5
9	髖關節活動時有聲音、大腿無法向外畫圓外展	1	3	5	1	3	5
10	單腳站立時身體無法穩定	1	3	5	1	3	5
11	站立時單腳無法平舉到腰部的高度	1	3	5	1	3	5
12	雙腳伸直時向下彎腰，手無法碰到地板	1	3	5	1	3	5
總分							

測驗結果

12～20分：急需加強下肢訓練，建議從每一式的第**1**和**2**招開始練習，動作以和緩平順為原則。

21～30分：退化或身體不協調，很多都是肌力不足造成的，請每天撥出至少30分鐘以上多加練習。

31～45分：這個階段最容易輕忽身體的小警訊，若是再不及時鍛鍊，很快就會感到體能下降或筋骨不舒服了。

46～60分：恭喜您，不論是下肢的肌耐力和延展度以及核心肌群，都保持很不錯的狀態，請繼續維持正確的姿勢和均衡的運動飲食來維護自己的健康。可以多做每招**1**～**5**式中單腳的訓練，持續練習。

>>>
不同族群，下肢訓練的重點
這樣做，照顧全家人的「下半身」健康！

每個年齡階段的體能狀況不同，針對自己的身體狀況做練習的調整，才能達到最佳的效果！例如年長者退化情形較嚴重，需要放慢練習動作，或是有人在一旁協助；青壯年很容易造成運動傷害或扭傷、閃到腰的情況，運動時需特別專注；孩童需仰賴父母觀察與訓練，才能及時調整，以下一一列出各年齡層的運動重點，照顧全家人的健康。

年長者的下肢訓練重點

適合以散步或稍有速度的健走，不過老年人肌肉關節退化較嚴重，甚至因為長期姿勢不良，容易重心不穩而跌倒，因此做任何的下肢鍛鍊，以下幾個要點需特別注意：

❶ 穿著舒服、適宜的鞋子。

❷ 於戶外運動時，要特別注意保暖和補充水分。

❸ 隨時注意並調整身體重心的位置。

❹ 運動前後，或是平日，都要特別加強肌肉筋膜和關節的伸展。

❺ 動作宜緩，角度也不宜一下子過大，不要因為不服老而逞強做。

❻ 遵循「時間短、次數多」的原則，可以分開幾個時段做，每次短時間的練習，不要一次做太久。

❼ 一開始的單腳平衡訓練若是不穩定，一定要扶著牆壁或椅子，或是有人在旁協助。

❽若是膝蓋或關節疼痛而無法站立運動，可從坐姿開始訓練，或是建議尋求專業復健師或運動教練的諮詢，調整訓練處方。

❾平時走路的步伐不宜太大，以免造成膝蓋受力過強。

青壯年族群的下肢訓練重點

青壯年族群的肌肉關節和骨骼都還具有一定的強度，不過往往因為疏於運動，或是舊傷影響，會感到體力大不如前，或是運動時會有某個角度感到不舒服，也需要特別注意：

❶鍛鍊體能和肌肉時，意念和呼吸的穩定與調整格外重要。因為這個族群剛好也是工作與家庭壓力負荷最重的時期，很容易就心煩意亂，甚至是撥不出時間運動。意念專注和呼吸調整也許一開始很困難，但是短時間的運動方式更需要十分專注才有好的效果。

❷在這個時期，很多人會第一次有閃到腰的狀況，主要是因為核心肌群的不穩定和施力不當造成，所以下背部和核心肌群的鍛鍊特別重要。

❸姿勢的調整。很多肌肉關節損傷都是長期姿勢不良造成，而透過鍛鍊下肢的運動，可以瞭解身體的重心和脊椎的位置並加以調整。

❹赤足的練習。長期穿著鞋子，腳部有很多的小肌肉因為疏於使用容易萎縮，另一方面，也因為體內之氣的運行無法與土地連結，容易產生疾病。因此，在適宜的環境和氣候下，建議赤足練習下肢運動，更可以刺激腳掌的穴位和不常使用的肌肉群，此舉也有提神醒腦的功效！

孩童的下肢訓練重點

其實從小嬰兒的爬行階段，一直到青春期的成長發育，家長們都應該

密切注意觀察小孩的成長狀況和活動能力，良好的體能才能開拓未來健康的人生。

❶ 關切孩童身體的平衡協調：大人需多留意小孩是否有肌肉無力、常跌倒、骨骼長歪、走路外八或內八等問題，提早發現並尋找專業諮詢並調整。

❷ 赤足練習：城市中的小孩長時間處於水泥叢林裡，比鄉下小孩少接觸大自然，有機會應該多訓練他們小肌肉群和腳趾抓地力，還能刺激腦部成長。

❸ 運動與遊戲：可以透過遊戲或親子互動的方式訓練孩童的下肢，使其養成喜好運動的習慣。

❹ 親近大自然，快樂地奔跑跳躍：訓練孩童下肢的最好方式之一，就是在大自然中讓小孩愉快地奔跑或跳躍，讓他們與大地有所連結，曬曬太陽，享受微風，順暢地流汗，盡情享受肢體的韻律和靈活度，運用不同的速度等等，一方面，我們可以從小孩的跑步跳躍中觀察他們身體成長的狀況，二方面跑步和跳躍可以培養體能上的耐力和爆發力。

運動選手的下肢訓練重點

不同於一般人的保養和維護體能，運動選手必須常常藉著高強度的鍛鍊來突破原本自身的限制和障礙，藉以完成更好的表現，因此全方位的進行下肢鍛鍊和保養是絕對必要的。

❶ 下肢的伸展與放鬆：透過按摩或深層伸展可以很快排除乳酸，讓身體體能儘快恢復，許多輔助伸展、按摩和恢復的工具也很有幫助。

❷ 提升強度與速度：為了要達到最好的運動表現，選手的下肢綜合訓練應該包含耐力、爆發力、多方向的移動訓練和負重訓練。這裡有幾個示範動作可以參考：負重下蹲訓練、弓箭步負

重、單抬腿等。除非特殊的運動項目，所有的運動選手都應該聰明地分配並且調整這些訓練內容，並且搭配賽事日期的預設目標來安排，才能在比賽時將平日鍛鍊的實力發揮到最好！

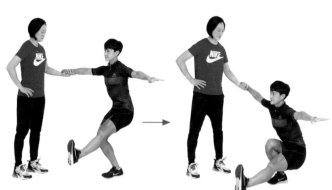

單抬腿：

單腳伸直離地，由上而下屈蹲。單手有輔助支撐避免身體歪斜失衡。

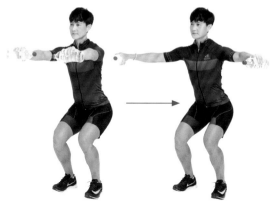

負重下蹲訓練：

下蹲時注意重心的中正和平衡，手臂可以前舉或平舉。

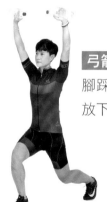

弓箭步負重：

腳踩弓箭步，將手往上舉起、放下。

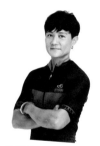

動作示範與設計：
職業鐵人三項女子選手
李筱瑜

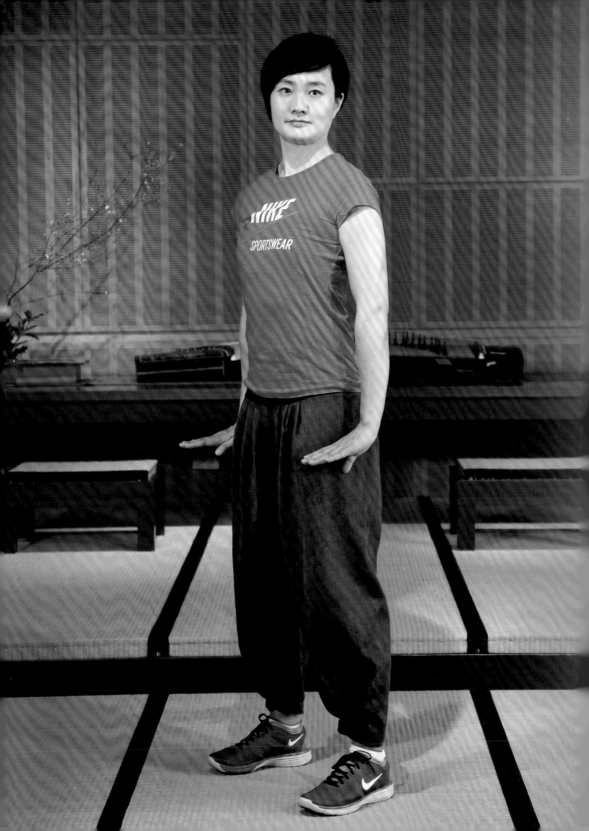

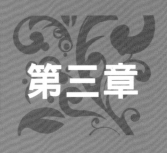

第三章

基礎篇
〈強膝健骨養生功〉
三大基本功

教你最基本的八步法、兩大手法和呼吸法，
調整體質、訓練肌力和下盤穩固，
練好基本功，強膝健骨就輕鬆！

練習前，先瞭解
基本步法、手法與呼吸法

「練拳先練腿！」從前老師傅教武術時，總是會說這句話！大家應該都知道學武術的第一步就是先從蹲馬步開始，也許有的人覺得，那是師傅在磨練徒弟，所以用一種最簡單又無聊的方式來測驗徒弟，殊不知，光是練馬步這個簡單的動作，就能調整體質、訓練肌力和下盤的穩固，幫助奠定日後習武的良好基礎！

八大基本步法

一、椿步（站椿） | 此為所有功法開始的預備式。

椿步，可以訓練腰腿肌力和下肢骨骼關節的支撐能力，增強下盤重心的穩定性，有利於步法的穩健。透過站椿的調整姿勢，能氣沉丹田，對人體生理狀態產生「虛上實下」的調節作用，而站椿的姿勢為兩腳平行與肩同寬，這樣的姿勢能同時啟動腳底的湧泉穴和肩膀處的肩井穴，讓氣血由腳底如泉水般往上行至肩膀，使清氣上升，濁氣下降，達到調理人體陰陽平衡的功效。

【動作】

1. 兩腳平行與肩同寬，舌頂上齶，收小腹、提臀，兩手自然下垂，置於身體兩側。
2. 身體配合兩膝微屈，微微下降；全身放鬆但不鬆垮，重心均分於兩腳，均勻而流暢地呼吸。

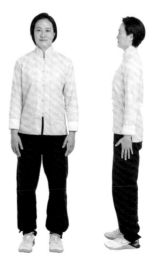

二、馬步 │ 類似騎乘的站姿姿勢，古時候的人大都以馬為交通工具，故取其名。

　　所謂「萬勁從根發，萬力從腰法，萬招不離馬樁。」所以馬步的練習非常重要。馬步標準的姿勢是做到所謂「三平」。「三平」，就是小腿與地面垂直，大腿與小腿成直角，上半身又與大腿垂直，「三平」的練習是漸進式的，而且可以越蹲越久，年老與體弱者，可微調角度，循序漸進。傳統武術的馬步則是會圓襠膝蓋微微向內，防禦敵人踢到下襠。但這需要長期鍛鍊、下盤穩定才能做到，初學者建議馬步膝蓋對齊腳尖。

TIPS 頭頂由百會穴向上延伸，和尾骨成垂直線。

【動作】

1. 兩腳打開與肩同寬，如站樁。
2. 下蹲沉膝落跨，臀部向後坐。膝蓋對齊腳尖，不能超過腳尖。

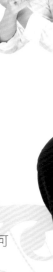

TIPS 平均分配兩腳的重量，可鍛鍊股四頭肌。

三 | 弓箭步：前腳彎曲呈90度，後腳打直，型如弓箭。

可以同時鍛鍊到臀部、大腿和小腿的肌肉群，強化腿部的肌耐力及線條。傳統武術弓箭步後腳會微彎向內。但這需要長期鍛鍊、下盤穩定才能做到，初學者建議弓箭步前腳90度膝蓋對齊腳尖，後腳打直。

【動作】

1. 兩腳與肩寬。
2. 左後腳跟向外轉45度。
3. 右腳向前跨大步邁出，使小腿和大腿呈90度，膝蓋對齊腳尖。
4. 挺胸收腹，大腿收緊用力，身體重量平均置於兩腿，重心不偏移。

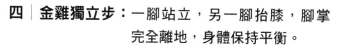

四 | 金雞獨立步：一腳站立，另一腳抬膝，腳掌完全離地，身體保持平衡。

金雞獨立步可以將氣血引至足底，促進下半身的血液循環，疏通經絡，刺激腿部的六條經絡。獨立步也可以訓練並恢復身體的平衡感，當你閉著眼睛，做不到10秒的金雞獨立步，就表示平衡感已經退化，需要加以練習，就能達到恢復的效果。

【動作】

1. 站立的腳微彎，抬起的腳由膝蓋彎曲成90度。

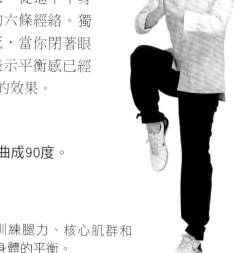

TIPS 訓練腿力、核心肌群和身體的平衡。

五｜虛步：步法前虛後實，如太極一陰一陽。重心落於後腳，前腳向前輕點地，保持靈活以利出腳。

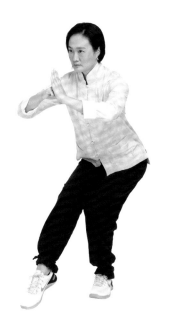

【動作】

1. 前腳腳尖輕點於地。重心在後腳，訓練臀部肌肉。

六｜提腳
（提踵）：提腳跟與提腳尖的站立姿。可促進血液循環，鍛鍊小腿肌群和韌帶的彈性，並增加踝關節的靈活度。

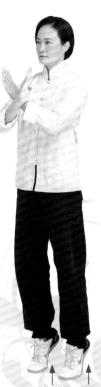

【動作一】

1. 以站樁姿勢預備，接著兩腳的後腳跟緩緩提起，前腳掌和腳趾平均著地。
2. 腳跟提高時吸氣，腳跟踮起維持1～3次的呼吸，接著慢慢吐氣，兩膝自然放鬆彎曲，兩腳跟同時輕柔地著地。

小叮嚀：一開始身體可能會有搖晃或踮起腳跟的時間不長，隨著多加練習，腳部肌肉會漸漸有力而越站越穩。

【動作二】

1. 以站樁姿預備，吸氣，一腳的腳後跟提起，前腳掌平均著地，膝蓋呈自然彎曲，另一腳踩穩不動，身體重心自然地轉換到全腳掌上。

2. 吐氣，提起的腳跟輕輕下壓著地，換腳，兩腳輪流運動，動作輕柔而有彈性。也可將兩腳腳尖同時提起。

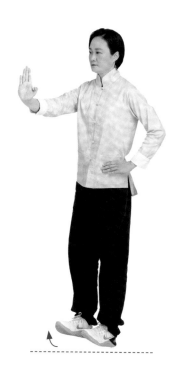

七｜**撇腳（轉腳）**：前腳彎曲呈90度，後腳打直。前腳腳掌向外轉，讓後腳抬起往前跨時，兩腳不會相互碰撞。

【動作】

1. 雙腳呈弓箭步。

2. 右腳腳尖向外轉45度，重心平均置於兩腿不偏移。

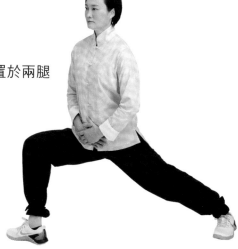

八｜四六步：重心需要轉移時用到的步法。兩腳微蹲，重心前四後六時稱四六步，重心偏前、呈前六後四時稱六四步。

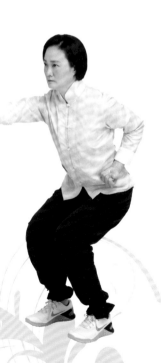

【動作】

1. 呈大馬步。
2. 根據欲連接的下一個動作移動重心。示範為重心往後呈前四後六的四六步。

二種基本手法

一｜拳：五指握緊稱為拳，握緊的拳頭如同人的心臟，強中內柔，發勁時，力氣能夠穿透拳面。

【動作】

1. 五指先併攏伸直，然後將食指、中指、無名指和小指向內彎曲。
2. 彎曲大拇指，使它的第二節指骨緊壓在食指和中指的第二節指骨上。

仰拳：拳心朝上，拳背（手背）朝下，收拳時彎曲手肘，收在腰側。

復拳：拳背朝上，拳心朝下，平伸前衝的拳，都是復拳。

二 │ 掌：

五指伸直為掌。按照指法不同有許多稱謂，如五指分開的，叫做「巴掌」；五指併攏的，叫做「荷葉掌」；拇指展開而其餘四指併攏的，叫做「八字掌」；拇指彎屈而其餘四指併攏的，叫做「柳葉掌」或「彪掌」；拇指彎屈而其餘四指併攏並且手心內凹的，叫做「瓦楞掌」等。

立掌： 手指朝上，腕關節上屈，使掌背與手前臂成九十度。

按掌： 手心朝下，掌心微凹，感覺氣力積聚於手心，下達地面。手臂若伸直時向下按掌，會感覺手腕和手臂的肌肉用力撐直，可鍛鍊此區肌力。

托掌： 手心朝上，掌心微凹，感覺氣力積聚於手心，上通天際。手臂若伸直時向上托掌，會感覺手腕和手臂的肌肉用力撐直，長於練習可促進手腕關節靈活。

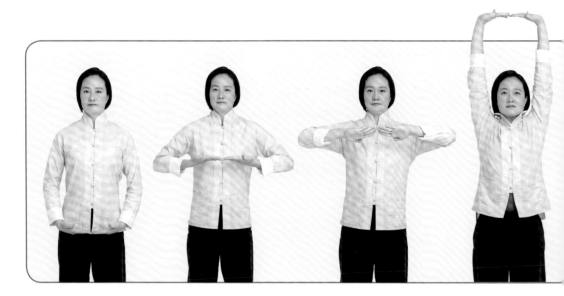

基本呼吸法

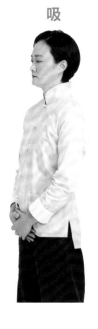

吸

一｜呼吸練習：練習深呼吸，適合坐下或躺平時練習。剛練習時可能會覺得呼吸困難或身體某處疼痛，表示體內已經暗藏疾病。

【動作】

1. 舌尖抵住上顎後方兩個小孔，深呼吸。

二｜腹部呼吸：深呼吸熟練後，可開始練習腹部呼吸。吸氣時腹部往前凸，吐氣自然內收。可將呼吸引導到橫隔膜位置，也能幫助腸胃通暢。

【動作】

1. 舌尖抵住上顎後方兩個小孔。
2. 吸氣到腹部覺得脹悶。

三｜丹田呼吸：吸氣時將氣引導到丹田、丹田自然收縮，呼氣時由丹田而出，丹田自然張開。

吐

【動作】

1. 舌尖抵住上顎後方兩個小孔。
2. 做到每一呼一吸之間自然收縮、擴張。

四｜下行氣呼吸：對丹田呼吸已熟練，身體已能感受氣功效果時再開始練習下行氣。一開始練習容易覺得痠麻疼痛，氣不容易到腳心，久了就能得心應手地運用吐納。

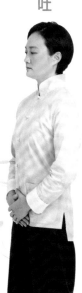

【動作】

1. 舌尖抵住上顎後方兩個小孔。
2. 吸氣直達丹田，配合意識引導，讓氣分別沿兩腿向下。
3. 讓氣到達兩腳、再到腳心。
4. 吐氣時讓氣從兩腳腳心發出，再將氣完全吐出。

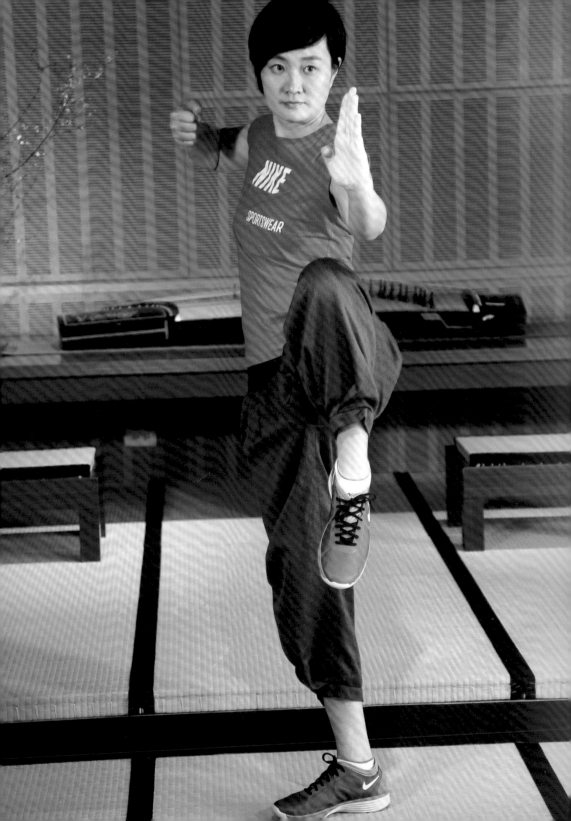

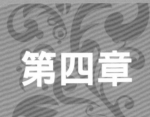

第四章

實踐篇
動出好腿力的
〈強膝健骨養生功〉

清楚易懂、簡單易學，
循序漸進從八段錦的八式變化開始，
帶你動出好腿力！

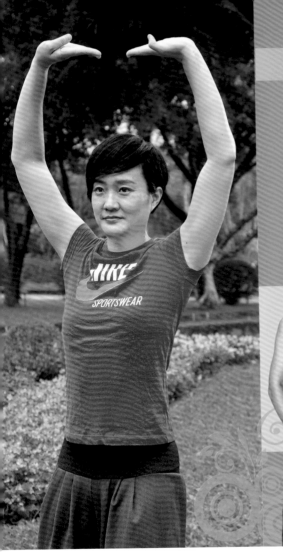

第 1 招
喜從天降

第一招〈喜從天降〉的動作設計，是依據八段錦的〈雙手托天理三焦〉變化設計而來的，並針對下半身延伸更多的腿部動作，藉此強化下盤的力氣與穩定。

point>>

上焦
脖子底部到心窩處，管理呼吸和循環系統。

中焦
由心窩開始至肚臍為止，包含消化系統。

下焦
肚臍至恥骨，包含泌尿排泄系統。

「三焦」分別為：「上焦」指胸腔區域，後天所吸進的氣—「宗氣」在此入肺，推動血液的循環；「中焦」是指腹腔區域，經由吃喝消化所產生的養分在這裡形成「營氣」和「衛氣」，由此而出，走十二經脈；「下焦」是指骨盆腔區域，蘊藏著先天元氣，負責生長發育滋養等。

【調理功效】

　　所謂「理三焦」就是因為人體諸氣皆通過「三焦」而遍布流動於臟腑和全身，所以經由肢體的動作和呼吸意念的輔助，將三個區域中不同性質的氣融合調理，使人體津液正常循環代謝，並且協助推動身體各臟腑組織的運作。

　　〈喜從天降〉系列動作的原理，是以雙手的舉高和畫圓牽引三焦經之氣，從丹田處發布能量到全身！雙手高舉時，脊椎隨之延伸，拉開身體的關節，改善彎腰駝背等姿勢不良，藉著肌肉的練習，能伸展鍛鍊各部位肌群，包括手臂、手腕、肩膀、胸大肌、腹肌、臀部、大腿、小腿、腳掌等

等，使上下肢的血液迅速回歸心臟，達到強化心臟、活絡末梢神經與細胞組織的效果。

系列動作中所特別設計的下肢訓練動作，可強化小腿腓長肌、比目魚肌、脛骨前肌，同時訓練大腿的股內側與股外側肌力的均衡，加上腹部核心肌群的訓練，能協助身體的平穩，遇到突發狀況時，較不易摔倒或失去重心。

【呼吸與觀想】

此招與八卦中的「乾卦」相應，屬天。一開始，想像自己像巨人磐古，雙手與腿分別向上、向下用力開展延伸，撐開了天與地；手掌往上一托，也源源不絕地承接了由天而降的福氣和美好！

配合著深吸、深吐，吐氣時雙手向下畫圓，形成一個太極的磁場，一吸一吐之間，帶動了細胞的新陳代謝與陰陽的調和。做這個動作時，以滿懷感恩喜悅的心情，從掌心迎接上天的祝福，運行循環在自己體內的小宇宙中。

【訓練&改善】

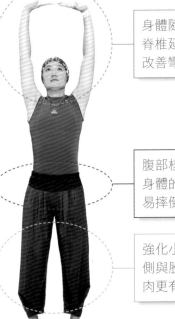

身體隨著雙手向上帶動並延展，讓脊椎延伸拉直，拉開身體的關節，改善彎腰駝背等不良姿勢。

腹部核心肌群的訓練，能有效練習身體的平穩，遇到緊急狀況，較不易摔倒或失去重心。

強化小腿肌群，並訓練大腿的股內側與股外側肌力的均等，讓腿部肌肉更有力量。

1-1 托天開展 改善 脊椎側彎、五十肩、腰背痠痛等症狀。

　　此式為八段錦「雙手托天理三焦」的主要招式，利用舉手向上的動作，帶動上半身的延展，**可改善長期因姿勢不良導致之症狀**，如：脊椎側彎、五十肩、腰背痠痛、四肢痠麻等。向下微蹲至馬步的動作，可循序漸進的訓練腿部肌肉與骨骼，即使腿力較弱的年長者，常常做此動作，慢慢的可以感受雙腿肌耐力變好、更有力！

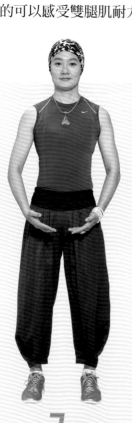

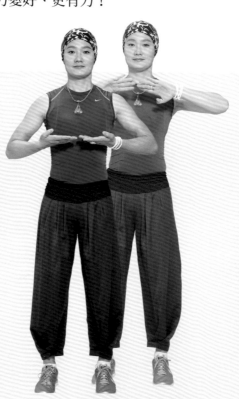

1
預備動作
雙腳打開與肩同寬，雙手自然垂放於下腹部丹田處的前方。

2
雙手翻掌
吸氣，掌心朝上，雙手慢慢往上帶至胸前後，掌心翻轉向上。

3
吸氣向上
持續一邊吸飽氣，一邊將手臂往頭頂上方推直，雙手指尖盡量對齊。

【動作要點】

● 雙手翻轉向上時，肩膀請放鬆，不要聳肩，避免使斜方肌等肩頸部肌群緊縮失去彈性。

● 雙手向上延伸時，盡量用點力氣使其打直向上，才能有效調理三焦並伸展體側肌群。

動作示範影片

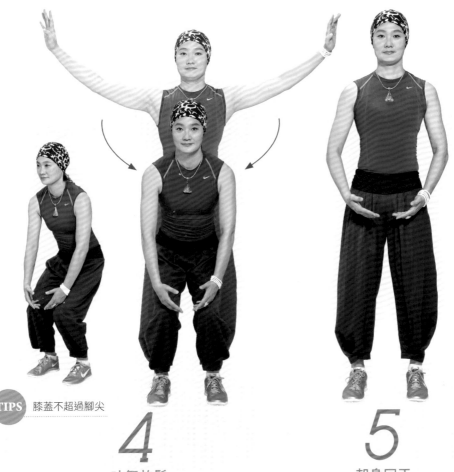

TIPS 膝蓋不超過腳尖

4
吐氣放鬆

吐氣，雙手往左右畫開，膝蓋彎曲呈馬步蹲姿，雙手放於膝蓋前。

5
起身回正

吸氣，身體慢慢起身回到站姿，雙手往上帶至丹田，回到預備動作，重複步驟1～5。

1-2 踮腳尖 訓練 大腿肌力、鍛鍊小腿肌肉群和腳踝。

　　此式加入踮腳尖的動作，可刺激腳底的湧泉穴，湧泉穴是腎經的重要穴位，又稱為「長壽穴」，經常按摩湧泉穴，有養生、防病、保健的功效。藉由踮腳尖，可訓練大腿的股內側與股外側肌力，讓肌肉力量均等；**鍛鍊小腿肌肉群和腳踝，可防止靜脈曲張，並增強踝關節的穩定性**，還可使下肢血液回流順暢，消除久坐上班族雙腿腫脹問題。此動作的穩定性高，可避免膝蓋損傷，對很多膝關節不好的老年人，是很好的訓練方式。

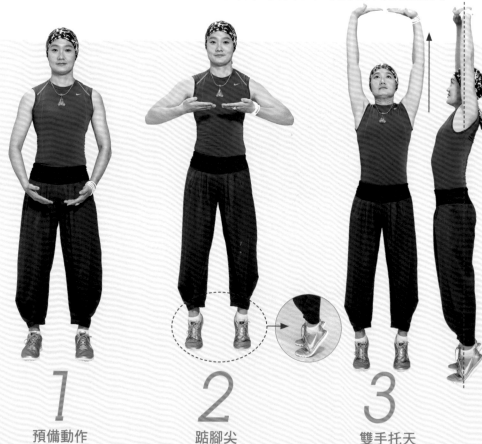

1 預備動作

雙腳打開與肩同寬，雙手自然垂放於下腹部丹田處前方。

2 踮腳尖

吸氣，掌心朝上，雙手慢慢往上帶至胸前，雙腳腳尖踮起。

3 雙手托天

提氣，雙手翻掌往上，並保持踮腳尖的姿勢，利用手臂往上的力量，將身體往上拉直。

動作示範影片

【動作要點】

● 對於有些人，一開始踮腳尖時會有些不穩、無法持久，請將注意力放在大腿的肌肉上，將大腿向內用力收緊，腹部收，就能保持平衡。

● 老年人為避免站立不穩而摔倒，可以手扶牆壁，單做踮腳尖的練習。

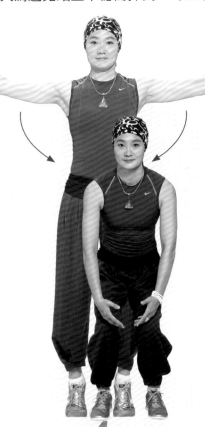

4

吐氣放鬆

吐氣，雙手往兩旁畫開，腳跟落地，膝蓋彎曲呈馬步蹲姿，雙手放於膝蓋前。

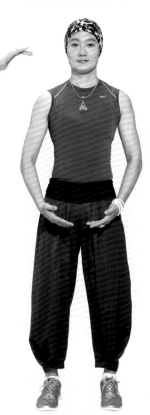

5

吸氣起身

吸氣，身體慢慢起身回到站姿，雙手由膝蓋前方帶至丹田，回到步驟1的動作，重複步驟1～5。

1-3 獨立步 訓練 腰大肌、臀大肌、腹部核心。

　　據統計，每年都有許多老年人，會因跌倒受傷而就醫。老年人的肌肉力量慢慢減退，加上平衡感不好，都是容易跌倒的原因。透過單腳獨立步的練習，訓練腳的肌力，**抬腿時，可以訓練到腰大肌和臀大肌，也可加強腹部的核心訓練，有助於調節膀胱等泌尿系統**。我們的下肢有**6**條重要的經絡通過，透過獨立步的練習，可以鍛鍊到經絡以及調節經絡對應的臟腑部位，可改善身體體能，並加強免疫力。

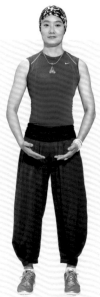

1 預備動作

雙腳打開與肩同寬，雙手自然垂放於下腹部丹田處前方。

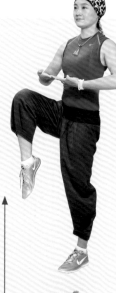

2 獨立步

吸氣，掌心朝上，雙手慢慢往上帶至胸前，同時將右腳抬膝，腳尖下壓。

3 手臂推直

掌心翻轉向上，利用手臂往上的力量，將身體往上拉直，將氣吸飽滿。

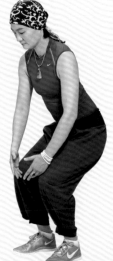

4 吐氣放鬆

吐氣，雙手往兩旁畫開，右腳落地，膝蓋微彎蹲馬步，雙手放於膝蓋前。

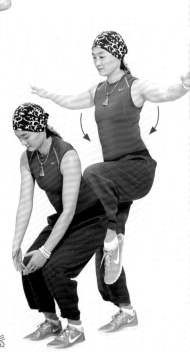

動作示範影片

【動作要點】

● 剛開始練習時，視身體狀況與能力做抬腳動作，不用勉強
一次抬到最高，請慢慢練習，再增加高度。

● 保持上半身直立，放鬆肩膀，避免身體左右搖晃。

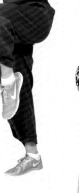

5 吸氣換腳

吸氣，掌心朝上，雙手
慢慢往上帶至胸前，將
左腳抬膝，腳尖下壓。

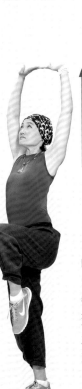

6 手臂推直

掌心翻轉向上，利用
手臂往上的力量，將
身體往上拉直，將氣
吸飽滿。

7 吐氣放鬆

吐氣，雙手往兩旁畫
開，左腳落地，膝蓋
彎曲蹲馬步，雙手回
到膝蓋前方，再慢慢
起身回到步驟1，重複
動作1～7。

1-4 樹式 改善 加強腿力、訓練專注力、平衡感。

　　樹式動作可以訓練單腳支撐、加強腿力，還可以訓練專注力、平衡感。外展揉胯的動作可以訓練髖關節、腸腰肌、內膜肌的伸展，這對於維持行動的敏捷和靈活相當重要！

　　單腳舉起時，眼睛可專心注視一個地方，使重心保持平衡不歪斜。常常久坐、久站，下半身的血液循環會較差，可以透過熱水泡腳或按摩，並

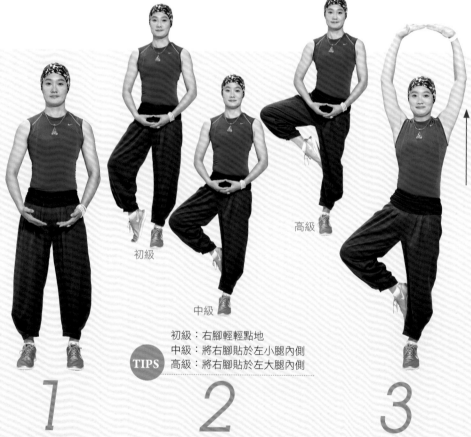

初級

中級

高級

TIPS
初級：右腳輕輕點地
中級：將右腳貼於左小腿內側
高級：將右腳貼於左大腿內側

1 預備動作

雙腳打開與肩同寬，雙手自然垂放於下腹部丹田處前方。

2 吸氣樹式

吸氣，將右腳腳尖點地，依不同的程度，將右腳輕輕放在左腳小腿或大腿內側。

3 手臂推直

掌心翻轉向上，手臂推直，保持身體的穩定。

配合樹式的練習，加強腿力和促進末梢循環。

動作示範影片

【動作要點】

● 剛開始練習感到腳力不足時，可將腳輕點於地，再慢慢進
階把腳掌貼至小腿或大腿內側，不過切勿將腳踩在膝蓋上，因為膝關節
沒有太多肌肉保護，是不宜直接受力的。

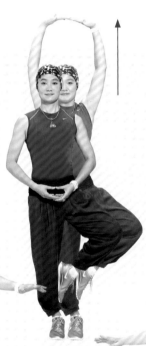

4 吐氣放鬆

吐氣，將雙手慢慢往兩
旁畫開，腳放回地板，
身體下蹲至馬步姿勢。

5 吸氣換腳

吸氣，換腳，將左腳貼
於右小腿內側，掌心翻
轉向上，手臂推直，保
持身體的穩定。

6 吐氣放鬆

吐氣，將雙手慢慢往兩旁
畫開，將腳放回地板，膝
蓋彎曲蹲馬步，雙手回到
膝蓋前方，再慢慢起身回
到步驟1，重複動作1～6。

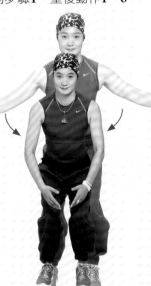

1-5 前踢腿 訓練 大腿股四頭肌，增強腿力。

　　「前踢腿」為「獨立步」的加強版，將腿往前伸直，可以訓練大腿股四頭肌，增強腿力。有的人一開始無法將腿踢直或平舉，原因不外乎大腿的前側肌肉無力或是過於僵硬，大腿後側過緊，腰背無力等，可以先將腿舉至能力所及的高度，然後再多用力一點點，感受到大腿前側肌肉緊繃，肌肉有時會因力氣不夠而收縮抖動，但是請盡量將腿打直，慢慢運用肌肉的力量舉高，維持多一點點時間，然後再緩緩放下。

1 預備動作
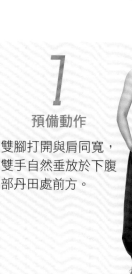

雙腳打開與肩同寬，雙手自然垂放於下腹部丹田處前方。

2 單抬腳

吸氣，掌心朝上，雙手慢慢往上帶至胸前，並翻轉向上，同時將右腳抬起。

3 伸直右腳
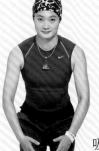

吐氣，將右腳向前踢直，可視自己的程度，調整腿伸直的高度位置。

4 吐氣放鬆

吸氣，將右腳收回，吐氣，將雙手慢慢往兩旁畫開，腳放回地板，身體下蹲至馬步姿勢。

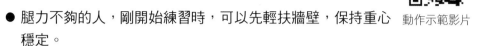

動作示範影片

【動作要點】

● 腿力不夠的人，剛開始練習時，可以先輕扶牆壁，保持重心穩定。

● 不要用猛然甩高的方式踢腿，容易造成肌肉拉傷。

● 練習完後可能會覺得大腿與臀部痠疼，可以輕輕敲打按摩這些區域，使其放鬆舒緩。

5 吸氣換腳

吸氣，掌心朝上，雙手慢慢往上帶至胸前，並翻轉向上，換左腳抬起。

6 伸直左腳

吐氣，將左腳向前踢直，可視自己的程度，調整腿伸直的高度位置。

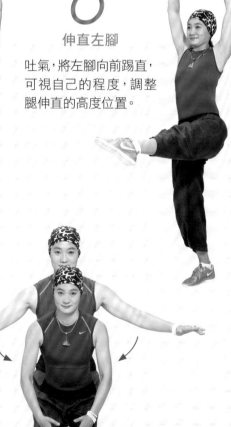

7 吐氣放鬆

吸氣，將左腳收回，吐氣，雙手往兩旁畫開，雙腳著地，放鬆，回到馬步姿勢，重複動作 1～7。

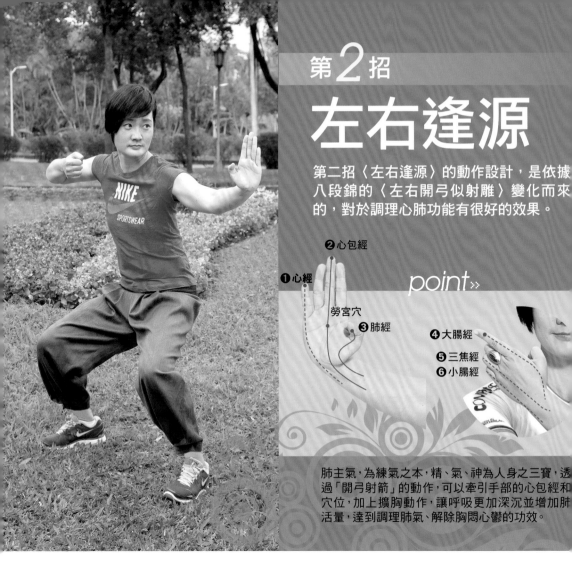

第2招

左右逢源

第二招〈左右逢源〉的動作設計，是依據八段錦的〈左右開弓似射雕〉變化而來的，對於調理心肺功能有很好的效果。

②心包經

①心經

point》

勞宮穴

③肺經

④大腸經

⑤三焦經

⑥小腸經

肺主氣，為練氣之本，精、氣、神為人身之三寶，透過「開弓射箭」的動作，可以牽引手部的心包經和穴位，加上擴胸動作，讓呼吸更加深沉並增加肺活量，達到調理肺氣、解除胸悶心鬱的功效。

【調理功效】

這個動作可以訓練胸大肌、三角肌、二頭肌與三頭肌等強化胸部肌肉，活絡肩頸和背部的關節與肌肉；雙臂延展還可以消除手臂的贅肉。眼睛視線隨著弓箭的模擬射出而看向遠方，能緩和眼球肌肉老化。隨著穩定的開合動作，加入下蹲轉腰，可有效鍛鍊腿力和腰力，修飾腿部的線條，增加身體的靈活和強韌度。

筱娟老師小叮嚀 所謂「外練筋骨皮，內練一口氣」，這招的系列動作持續鍛鍊，能夠加強心肺功能，使肌肉強健結實喔！

第1招 禪從天降

第2招 左右達源

第3招 一柱擎天

第4招 雙手鼎足

第5招

第6招 回頭是岸

第7招

第8招 步步高昇

【呼吸與觀想】

　　肺主氣，故此招式與風呼應，巽卦。搭配「開弓射箭」的動作進行呼吸理氣，想像自己跨開馬步站在草原上，對著遠方的目標穩定地施力拉弓，一邊吸飽氣，同時力氣滿滿的拉開弓，全神貫注鎖定目標後，剎那間放開手指讓箭射出，飛離的箭如同嘴中吐出的氣，像疾風般往外急速射向遠方，風一停，箭也穩穩地射中靶心！射完箭後，就像個神射手般，不慌不忙，氣定神閒。一緊一鬆，能伸能屈，不但是肌肉訓練的重要原則，也是處世為人的平衡之道！

【訓練&改善】

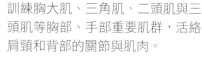

拉開手部經絡，達到調理肺氣的功效。

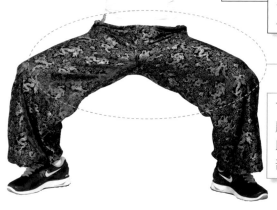

訓練胸大肌、三角肌、二頭肌與三頭肌等胸部、手部重要肌群，活絡肩頸和背部的關節與肌肉。

下蹲轉腰的動作可鍛鍊大腿股四頭肌，對於髖關節的開展也很有幫助，還能加強腰力和腹肌，保持腹部溫暖和腸胃道健康。

2-1 左右開弓　改善 氣喘、呼吸不順、中氣不足等症狀。

　　做「左右開弓」的動作時，感受胸大肌的開展，並配合吸氣，能改善氣喘、呼吸不順、中氣不足等症狀，還可以活絡肩背部位，改善駝背等姿勢不良問題，舒緩肩背僵硬的肌肉。吐氣時放開手上虛擬的箭，視線請沿著箭指往前延伸，每一次的目標都保持一定的高度和位置，訓練專注凝神。下蹲的馬步會使血液從末梢帶動至全身，加上調氣的韻律，使細胞充

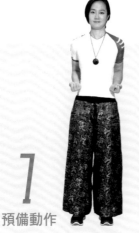

1 預備動作

雙腳打開與肩同寬，吸氣，雙手握拳於腰間。

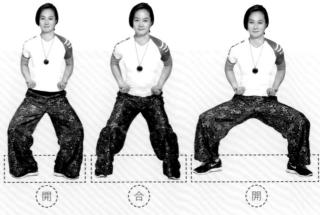

（開）　（合）　（開）

2 開腳呈大馬步

將腳跟點地、腳尖向外打開，再將腳尖點地，腳跟往外打開，反覆腳尖開、合、開的開展動作，取出兩腳打開的距離，吐氣，將身體下蹲，呈大馬步姿勢。

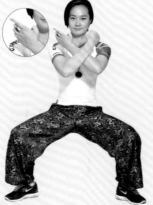

3 雙手交叉

吸氣，雙手帶到胸前，右手握拳，左手比單指。

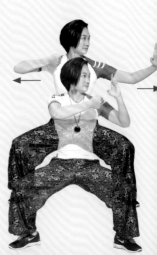

4 左右開弓

右手往後拉弓，左手往前開展，眼睛看著左手的手指尖，伸展胸大肌。

滿氧氣，認真練習幾次之後就會汗流浹背了。

【動作要點】

● 左右開弓是將手臂平舉至肩，請施加力氣在開弓的動作
摹仿上，就能感受胸大肌的開展。

動作示範影片

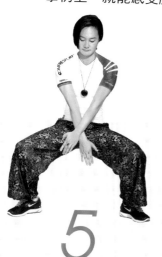

5

吐氣放鬆

吐氣，先將雙手帶至膝蓋前方放鬆，接著換邊。

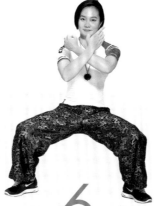

6

吸氣換邊

吸氣換邊，雙手帶到胸前，左手握拳，右手比單指。

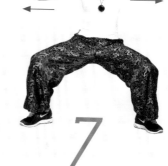

7

左右開弓

左手往後拉弓，右手往前開展，眼睛看著右手指尖，開展胸大肌。

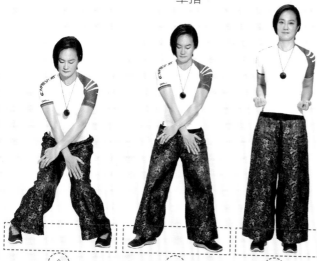

合　　　開　　　合

8

吐氣放鬆

吐氣，先將雙手帶至膝蓋前方放鬆，再收腳、收拳回到預備動作，重複動作1～8。

2-2 獨立步 改善 增強臀大肌力量、強化單腳腿部肌力與穩定。

　　左右開弓與獨立步的動作結合，可以訓練平衡感、強化單腳肌力、使腿部反應靈活有彈性；還可以訓練手指、手腕關節，保持靈活彈性。

　　藉由蹲馬步與抬腿的動作，可以訓練臀大肌，臀大肌是人體最大的肌肉，走路、站立、爬樓梯等動作都會需要它，可見強化臀大肌是非常重要的。許多年長者無法正常行走活動，不單單是因為腿部肌肉與膝蓋退化，

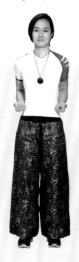

1 預備動作

雙腳打開與肩同寬，吸氣，雙手握拳於腰間。

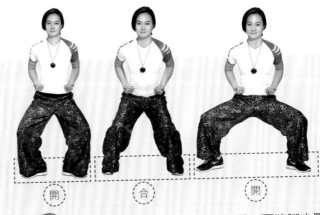

開 　　 合 　　 開

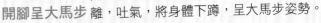

2 開腳呈大馬步

將腳跟點地、腳尖向外打開，再將腳尖點地，腳跟往外打開，反覆腳尖開、合、開、合的開展動作，取出兩腳打開的距離，吐氣，將身體下蹲，呈大馬步姿勢。

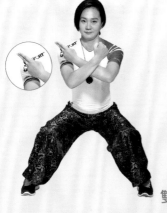

3 雙手交叉

吸氣，雙手帶到胸前，右手握拳，左手比箭指。

4 獨立步，左右開弓

將重心移到右腳，抬起左腳，並將腳背下壓，再將右手往後拉弓，左手往前推展，眼睛直視前方。

臀大肌力量不足也是原因之一。

【動作要點】

動作示範影片

● 剛開始練習時，視身體狀況與能力做抬腳動作，
　不要勉強一次抬到最高，慢慢練習，再增加高度。

5
吐氣放鬆

吐氣，右手放箭，左
腳下踩，下蹲馬步，
準備換邊。

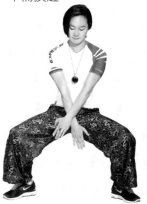

6
吸氣換邊

吸氣換邊，將雙手
帶到胸前，左手握
拳，右手比箭指。

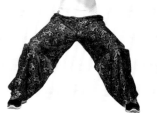

7
獨立步，左右開弓

將重心移到左腳，抬起右
腳，並將腳背下壓，再將
左手往後拉弓，右手往前
推展，眼睛直視前方。

8
吐氣放鬆

吐氣，左手放箭，右
腳下踩，下蹲馬步，
將雙手收拳回腰間。

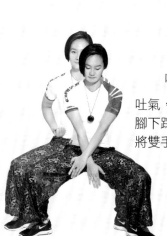

9
回到站姿

吸氣，收馬步，身
體回到站姿調息，
重複動作1～9。

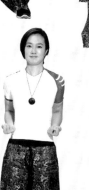

071

2-3 樹式　訓練 帶動腰背筋膜扭轉及髖關節的開展。

　　這個動作設計是將左右開弓加上了樹式，**訓練側身穩定性**，並帶動**腰背筋膜扭轉及髖關節的開展**。我在八大招式的動作設計中，幾乎都加入了樹式的動作，因為樹式對於髖關節的開展訓練很有幫助。

　　髖關節疼痛不適是骨科門診常見的疾病之一。髖關節是人體中最大且最重要的關節，不僅身體重量需要靠它支撐，行走活動也需要它，所以一旦髖關節出現問題，不只會影響走路，還會失去正常活動的能力，影響很

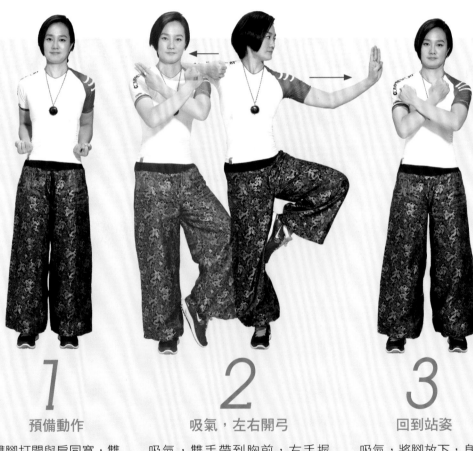

1
預備動作
雙腳打開與肩同寬，雙手握拳於腰間。

2
吸氣，左右開弓
吸氣，雙手帶到胸前，右手握拳，左手呈「三」勢彪掌，將右手往後拉，左手前推，同時將左腳呈樹式。可視個人程度將左腳貼於右腳的腳踝、小腿或大腿。

3
回到站姿
吸氣，將腳放下，身體回到站姿，準備換邊。

動作示範影片

大，所以平常請多藉由這些運動達到保健的作用。

【動作要點】

● 眼睛可專心注視一個地方，讓身體保持平衡不歪斜。

● 剛開始練習腳力不足時，可將腳輕點於地，再慢慢進階放至小腿或大腿內側。

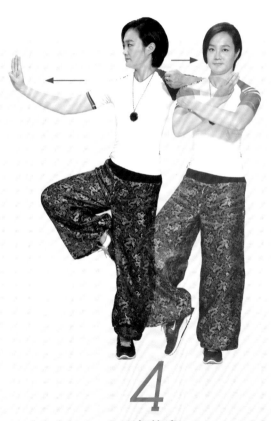

4
吸氣換邊

吸氣，雙手帶到胸前，左手握拳，右手呈「三」勢虎掌，將左手往後拉，右手前推，同時將右腳呈樹式。可視個人程度將右腳貼於左腳的腳踝、小腿或大腿。

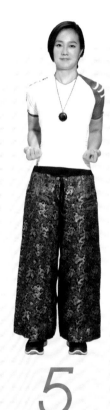

5
回到站姿

吸氣，將腳放下，雙手放於腰間，身體回到站姿調息，重複動作1～5。

2-4 側弓箭步 訓練 大腿前側肌力、後腳伸展鼠蹊部和大腿內側。

側弓箭步強調在一個動作中大腿前側肌力與後腳鼠蹊部和大腿內側伸展，「弓步」的膝蓋不要超過腳尖，大小腿呈**90**度彎曲，可以有效鍛鍊前側肌群。「箭步」是指伸長往後踏的那隻腳，會感受鼠蹊部和大腿前側拉開。記得控制好核心肌群，保持上半身直挺，讓胸腔完全開展。

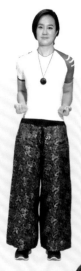

1 預備動作

雙腳打開與肩同寬，雙手握拳於腰間。

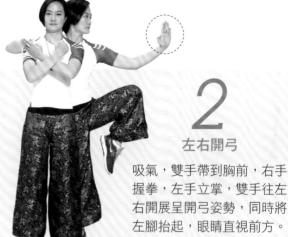

2 左右開弓

吸氣，雙手帶到胸前，右手握拳，左手立掌，雙手往左右開展呈開弓姿勢，同時將左腳抬起，眼睛直視前方。

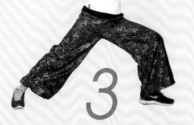

3 側弓箭步

將左腳往前跨出，右腳內扣，腳尖朝前，雙腳打開呈側弓箭步。

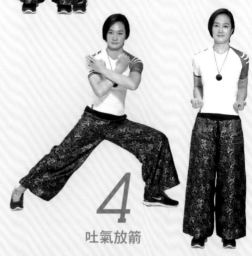

4 吐氣放箭

一邊吐氣，一邊想像將右手放箭，雙手交叉回到胸前，上半身回到正面，吸氣，回到預備姿勢。

動作示範影片

【動作要點】

● 腿力不佳的長者，可將上半身與下半身的動作分解拆開練習，譬如先做弓箭步，然後上半身再拉弓，待動作熟悉、腿力增加後，再將動作串聯起來。

● 開弓與拉箭的兩手高度盡量保持一致，才能達到最好的效果！

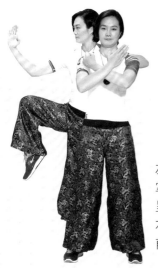

5 左右開弓

左手握拳，右手立掌，雙手往左右開展呈開弓姿勢，同時將右腳抬起，眼睛直視前方。

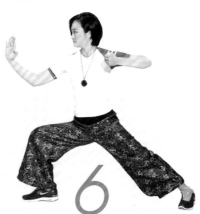

6 側弓箭步

將右腳往前跨出，左腳內扣，腳尖朝前，雙腳打開呈側弓箭步。

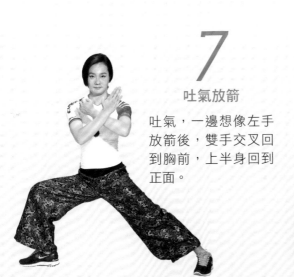

7 吐氣放箭

吐氣，一邊想像左手放箭後，雙手交叉回到胸前，上半身回到正面。

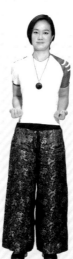

8 吸氣回正

吸氣，回到預備姿勢，重複動作1～8。

2-5 半月式向上開弓 改善 拉伸腋下淋巴、經絡。

　　這個動作結合了單抬腿與下肢屈蹲的動作，可以運用到更多的核心肌群和腿力的控制，練習時需要加入更多的專注力。**向上開弓的動作能加深單邊體側肌肉的伸展**，同時使另一邊的肌肉收縮，除了可以消除腰側的贅肉，也可以拉伸腋下淋巴、經絡。

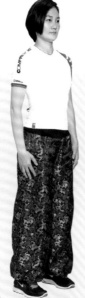

1

預備動作

雙腳打開與肩同寬，雙手自然垂放於身體兩側。

2

跨腳向後

雙手交叉於胸前，右手握拳，左手立掌，右腳抬膝往後跨蹲。

3

吸氣，向上射

吸氣，將右手向後拉，左手向上推直，呈現向上射箭的動作。右腳膝蓋對齊腳尖，身體微微向後仰。

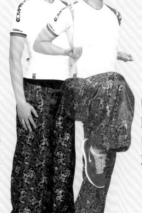

4

吐氣放鬆

吐氣，右手做出放箭的動作，雙手掌心朝上帶回胸前，再次回到站姿放鬆。

動作示範影片

【動作要點】

● 下蹲時腹部核心肌群需用力，尾骨記得往內收。

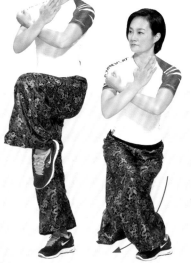

5
換腳後跨

吸氣，換左手握拳，右手立掌，左腳抬膝往後跨蹲。

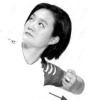

6
吸氣，向上射

吸氣，將左手向後拉，右手向上推直，呈現像射箭的動作。左腳膝蓋對齊腳尖，身體微微向後仰。

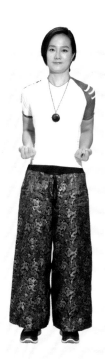

7
吐氣放鬆

吐氣，左手做放箭的動作，雙手掌心朝上帶回胸前，再回到站姿放鬆。

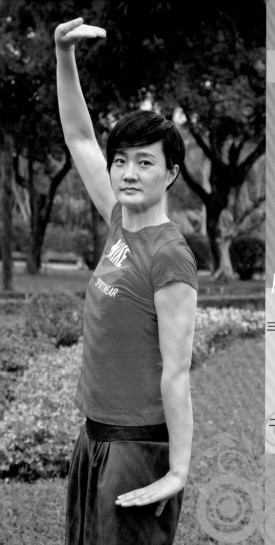

第3招

一柱擎天

第三招〈一柱擎天〉的動作設計，是依據八段錦的〈調理脾胃單舉手〉變化而來的，單邊一手高舉，另一手向下伸直，身體筆直中正，是此招的主要動作。

point >>

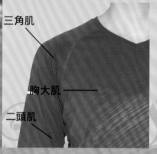

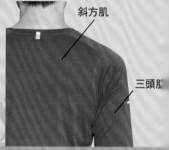

三角肌

胸大肌

二頭肌

斜方肌

三頭肌

單邊舉手加上向上翻掌抖腕，可以強化手臂前側和伸腕肌，初期可舒緩肩頸僵硬的問題，常常鍛鍊能緊實肩膀的斜方肌、三角肌。

【調理功效】

　　「調理脾胃單舉手」，脾主土，土生萬物，胃乃水穀之海，為後天給養的泉源，所以此招式的系列運動是針對保健後天之源的練習功法。脾胃的位置雖居中，然而與消化系統息息相關的膽與胰、脾則分別在其左右，藉著身體輪流側單舉，可延展體側肌肉和按摩內臟，疏通脾經之脈的運行，不但可開脾胃，也有活絡肝膽經絡，促進胃腸蠕動及消化功能，緩解腸胃不適、慢性發炎、消化不良等問題。

　　單舉手的動作配合下肢的肌力鍛鍊，進而強健全身的筋骨。有時坐久了，也可以單就上半身的單舉手和單手下伸做伸展練習，馬上就可以覺得

僵硬的肩頸開始鬆開，因為久坐而產生脹氣或悶住的感覺也會疏通開來！

【呼吸與觀想】

　　八段錦中此式的卦象是艮卦，屬山。脾胃屬土，而山是土的聚集展現，所以做此系列功法時，可以觀想自己的身形像一座穩定的山脈一樣向下扎根，舉起手時像山峰向上直入雲霄，一下一上，配合穩定深長的吐納，屹立不搖，充滿力量，而山脈當中孕養萬物，生機蓬勃，就像身體內有個小宇宙，請多運動讓這個小宇宙生生不息吧！

【訓練&改善】

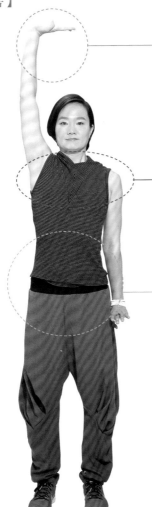

感受從手掌、手腕到手肘內側的肌肉由緊至柔軟有彈性，越來越靈活，增強手腕的力量。

鬆開僵硬的肩頸肌肉。

藉著身體輪流側單舉，可延展體側肌肉和按摩內臟，可開脾胃，活絡肝膽經絡，促進胃腸蠕動及消化功能。

3-1 單舉手

訓練 站立時訓練大腿肌力、鍛鍊小腿肌肉群和腳踝的穩定，向上舉手訓練肩膀三角肌、下按訓練肱三頭肌。

　　單舉手在手舉高時，手臂盡量靠近耳朵伸直，才能完整伸展從腋下到腰部的區域；第二個要注意的是，手掌最後停在最高處時，手掌是朝著天空，與手腕呈大約90度，有時因為肌肉關節不靈活會無法做90度的翻轉，可以多次練習，手腕稍用力使手掌往上平翻。

　　手腕比較脆弱，有些人會擔心做伏地挺身、瑜伽、或爆發性強的運動練習，導致手腕受力過重而受傷。但是單舉手的翻掌練習沒有使手腕負重，所

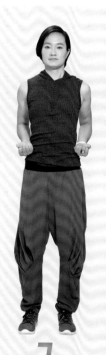

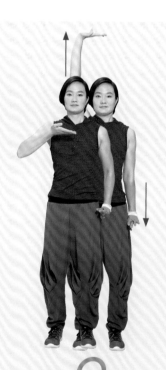

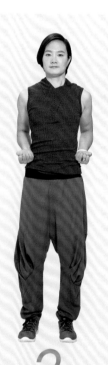

1

預備動作

雙腳打開與肩同寬，
雙手握拳置於腰間。

2

吸氣舉右手

吸氣，右手手掌朝上帶至
胸前，再翻掌向上延伸，
指尖朝內；左手掌心朝
下，指尖朝前。

3

吐氣放鬆

吐氣，將雙手握拳
帶回腰間兩側。

以不要擔心會受傷，多做幾次反而可以感受從手掌、手腕到手肘內側的肌肉由緊至柔軟有彈性，也可以增強手腕力量。

動作示範影片

【動作要點】

● 單舉手時，整個體側肌肉和肩膀關節都要一起伸直拉長，手臂盡可能靠近耳朵，才能正確延伸到體側肌群。

● 上半身也要維持正面（骨盆轉正），不要因為舉手而產生骨盆偏移、側身的情形。

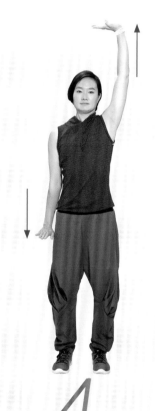

4
吸氣換邊

吸氣換邊，左手手掌朝上帶至胸前，再翻掌向上延伸，指尖朝內；右手掌心朝下，指尖朝前。

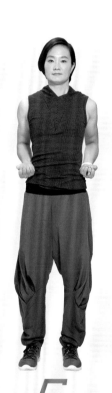

5
吐氣放鬆

吐氣，將雙手握拳帶回腰間兩側，重複步驟1～5的動作。

3-2 獨立步 訓練 核心肌群的肌力與平衡。

單舉手加上獨立步，可以訓練核心肌群的肌力與平衡，會感覺到身體更加延展，而因為保持獨立步的穩定，腰腹肌肉聯合與體側肌肉的施力，使脾胃之間的氣血導引更加深層。這個動作很像超人一飛衝天的氣勢，練

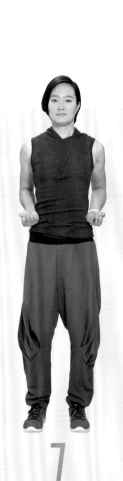

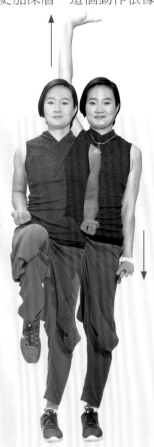

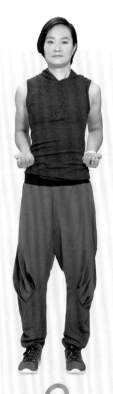

1 預備動作

雙腳打開與肩同寬，雙手握拳置於腰間。

2 獨立步單舉手

吸氣，右腳向上抬起，腳背下壓，並將右手翻掌朝上，左手掌心往下按，保持身體平衡。

3 吐氣放鬆

吐氣放鬆，雙手握拳帶回兩側腰間。

動作示範影片

習時也請像超人一樣充滿元氣喔！

【動作要點】

● 整個身體的重心維持中正，單腿提起時的那隻腳腳背下壓，
　力量由上而下貫穿。

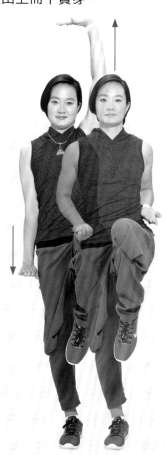

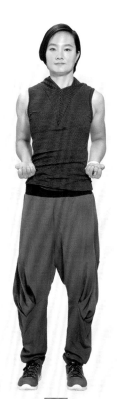

4
換腳單舉手

吸氣換腳，換左腳抬起，腳背
下壓，將左手翻掌向上推直，
右手掌心下按。

5
吐氣放鬆

吐氣放鬆，雙手握拳帶回兩
側腰間，重複1～5的動作。

3-3 樹式 　訓練 臀部深層肌肉、加強下盤的穩定與平衡。

　　由單腿往上提變化為樹式的練習，可以開闊髖關節、延展臀部深層的
梨狀肌、和大腿內側肌群，加強下盤的穩定與平衡。初學者可能因為穩定
度不足、大腿肌力不夠、髖關節太緊等等原因導致無法將腳掌固定在膝蓋
以上、大腿內側的位置，可以先從用虛步點地、腳跟靠在單腿站立的腳踝
上方開始，然後慢慢往上移動停留的位置。

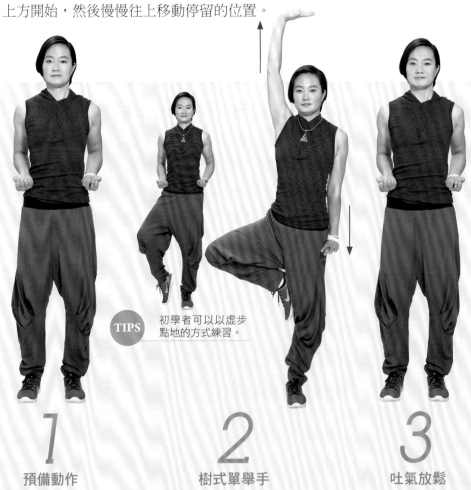

TIPS　初學者可以以虛步
點地的方式練習。

1
預備動作
雙腳打開與肩同寬，
雙手握拳置於腰間。

2
樹式單舉手
吸氣，右腳抬起靠在左大腿內
側，成樹式。右手翻掌向上，左
手下按。

3
吐氣放鬆
吐氣放鬆，雙手握拳
帶回兩側腰間。

動作示範影片

【動作要點】

● 做樹式動作時，腳掌不可直接踩在膝蓋內側，以免關節韌帶受傷。

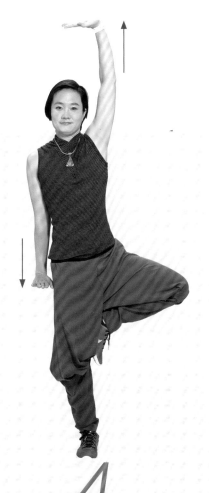

4

換邊單舉手

吸氣，換左腳成樹式。左手翻掌向上，右手下按。

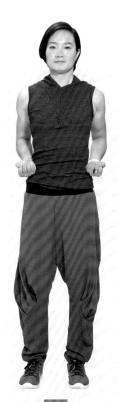

5

吐氣放鬆

吐氣放鬆，雙手握拳回到兩側腰間，重複步驟1～5的動作。

3-4 勾腳尖 訓練 小腿前側肌肉力量、消除水腫。

　　利用勾腳尖的動作，來提高小腿前側肌肉力量、預防靜脈曲張，勾腳尖的同時，也可以微微將身體往後坐，伸展大腿後側。踮腳尖和勾腳尖都是簡單就能達到伸展腿部肌肉、強化肌力的動作，使下肢血液回流順暢，消除久坐上班族雙腿腫脹問題。

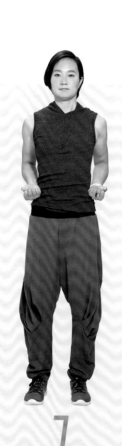

1

預備動作

雙腳打開與肩同寬，
雙手握拳置於腰間。

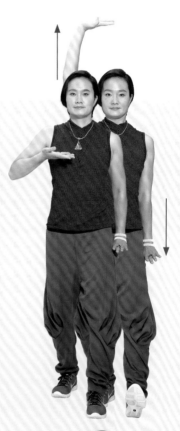

2

單舉手勾腳尖

吸氣，將左腳往前踏一步，將腳尖勾
起，臀部微微往後坐，同時將右手翻掌
向上，左手掌下按。

動作示範影片

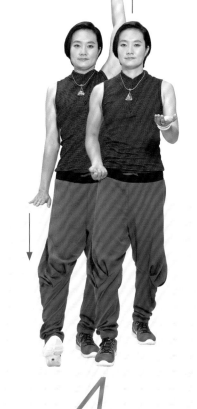

4

換邊勾腳尖

吸氣換邊,將右腳往前踏一步,將腳尖勾起,臀部微微往後坐,同時將左手翻掌向上,右手掌下按。

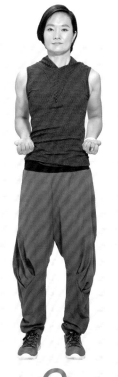

3

吐氣放鬆

吐氣,將左腳收回,雙手握拳回到兩側腰間。

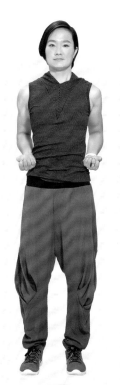

5

吐氣放鬆

吐氣,將右腳收回,雙手握拳回到兩側腰間。

3-5 單盤腿 訓練 專注力與平衡感，強化腿力。

　　從樹式的站立練習，加強為單盤腿，就是將蹲姿的馬步結合提起的單腿，放在站立腿的大腿上，可以更深層的延展臀部深層的梨狀肌。而單腿馬步的練習，也能強化腿力、控制專注力與平衡。也許一開始會因為腳無力而微微顫抖，可以讓膝蓋保持彈性，一點一點加強下蹲的深度。**單盤腿的腳踝部分不要直接放在蹲立腿的膝蓋上，要放在另一邊大腿前側上，而盤腿的膝蓋盡量控制下壓，才會有效伸展到臀部。**

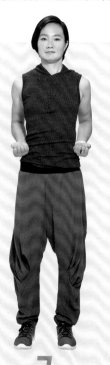

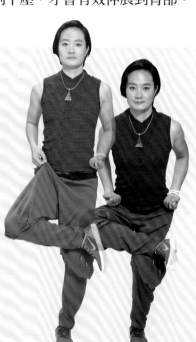

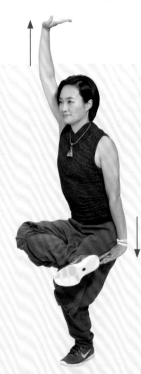

1
預備動作

雙腳打開與肩同寬，雙手握拳置於腰間。

2
單盤腿

吸氣，右腳盤腿向上，輕跨在左大腿上，腳尖勾起，左腳膝蓋微彎，將身體慢慢下蹲。

3
單舉手

右手掌心朝上，左手掌心向下按，視個人能力，可以將臀部再向下蹲坐，更深層的伸展臀大肌。

動作示範影片

【動作要點】

● 初期也許盤起的單腿無法自行舉得那麼高放在另一側的大腿上，可以用手輕拉輔助放到正確的位置。

4

吐氣放鬆

吐氣，慢慢起身回站姿，雙手握拳回到兩側腰間。

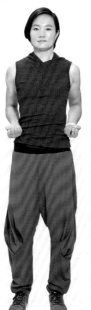

5

換邊單盤腿

吸氣換腳，左腳盤腿向上，輕跨在右大腿上，腳尖勾起，右腳膝蓋微彎，將身體慢慢下蹲。

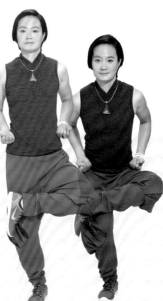

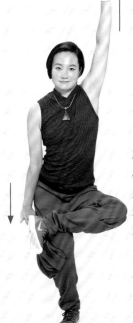

6

單舉手

左手掌心朝上，右手掌心向下按，視個人能力，可以將臀部再向下蹲坐，更深層的伸展臀大肌。

7

吐氣放鬆

吐氣，慢慢起身回站姿，雙手握拳回到兩側腰間，重複步驟1～7的動作。

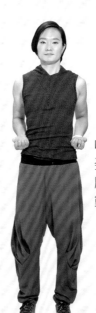

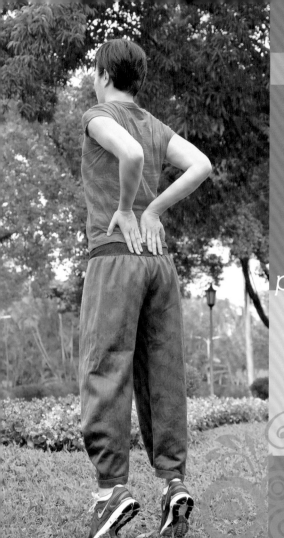

第4招
雙手攀足

這招是源於八段錦中的〈雙手攀足顧腎腰〉，就是用雙手的能量自丹田開始，環繞腰一圈到後面的命門，然後沿著雙腿後側而下，一路運行到攀握腳跟，達到按摩、刺激穴位、固腎壯腰的功效。

point >>

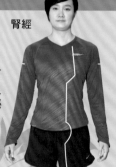

腎經

此招式順著膀胱經而下，可以疏通足太陽膀胱經與足少陰腎經，對腰部保健和泌尿系統的維護都有幫助。

【調理功效】

中醫認為腎是先天之本，能藏精、主生長、發育生殖，主水、主納氣、主骨髓、主志，若是腎氣不足，就常常會有頭髮稀疏、頻尿、腰痠膝軟、下肢無力、健忘等老化現象。腰為腎之府，所以一開始以手掌貼著腰的區域，會感受腰部溫熱的感覺，進而配合意念能按摩腎臟，活絡此區的穴位和經絡。接著順膀胱經而下，疏通足太陽膀胱經與足少陰腎經，對腰部保健和泌尿系統的維護都有幫助。

這組動作還有一個很大的好處，那就是身體往前傾時，從頸椎、胸椎、腰椎、尾椎一節一節往下捲，當你慢慢地做，脊椎每節都會有鬆開和

舒緩的感受，然後再度直立，感覺脊椎順暢通氣，讓脊椎和兩側肌肉得到鍛鍊，而前彎後仰的動作更可以有效伸展腰背肌群，雙手攀足時也能伸展大腿與小腿的後側肌群，增加腿部的柔軟度。

【呼吸與觀想】

　　腎主水，與坎卦呼應。觀想手從丹田移至腰部的命門時，就好像啟動了腎臟津液的樞紐，緩緩彎腰時，讓脊椎一節一節地鬆開，彷彿是有水珠沿著脊椎緩緩地滑動，所以動作不宜太快導致水珠偏移滑落；而雙手帶著能量，順勢貼著自腰而下的經絡，如同一股溫熱的水流般毫無阻礙地按摩推動著體內的組織與細胞。當手掌握著腳跟時，全身由外而內，好像在有熱度的水中所滋養包覆起來。接著吸氣回正，將體內的水份帶回，藏於腰部的腎臟。

【訓練&改善】

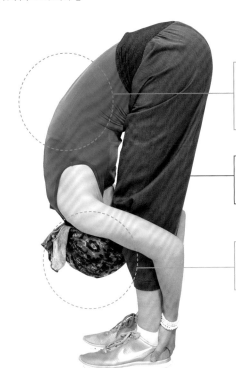

身體往前傾時，從頸椎、胸椎、腰椎、尾椎一節一節往下捲，讓每節脊椎都能得到鬆開和舒緩。

伸展大腿與小腿的後側肌群，增加腿部的柔軟度。

使血液回流至頭部，增加頭部的血液和含氧量，放鬆脊椎。

4-1 雙手攀足 功效 伸展大腿、小腿後側腿筋。

　　初學者或有高血壓、心臟病者做此動作可能容易頭暈，應避免使頭低於心臟，請視自己的狀況調整前彎的幅度。而有些人因大腿後側肌肉太緊，雙手無法摸至腳跟，其實一開始不需要勉強，也不要因為想摸到腳跟而讓腿大幅彎曲，可以經過多次練習而使肌肉筋膜放鬆，就可慢慢增加彎腰的幅度。

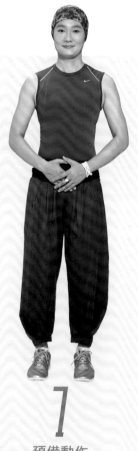 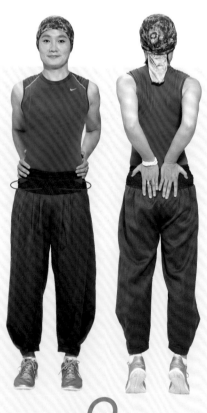

1

預備動作

雙腳打開與肩同寬，
雙手置於下腹部。

2

吸氣踮腳

吸氣時踮腳，兩手從帶脈
穴往兩旁拉起至後背腰腎
的部位，指尖朝下。

【動作要點】

● 可將手掌搓熱後再開始做，以手活絡按摩臟器經絡穴位的感覺會更強。

● 動作宜輕柔緩慢，雙腿站穩，配合觀想，務必將身體的脊椎一點一點地放鬆與收回。

動作示範影片

筱娟老師小叮嚀 不要小看自己的潛力，每個人若是練習有方，都能運用手中的氣，進行自我的保養和療癒。

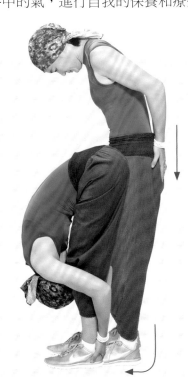

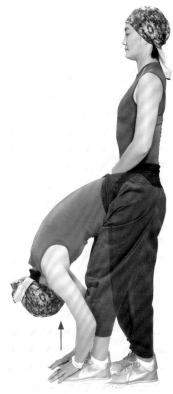

3
吐氣前彎

吐氣，先將頭往下，身體再慢慢向前彎，腳跟踩地，位於後背腰腎的手慢慢順著臀部、後大腿、後小腿帶至後腳跟。

4
手指腳趾交疊

將雙手帶到前腳腳背，吸氣，身體向上，雙手從小腿帶至大腿，並回到腹部位置，重複步驟1～4的動作。

093

4-2 背後山式 訓練 手臂肌力與肩膀的背闊肌群。

　　前屈後伸挺直之後，雙手增加一個「山式」的動作，也就是讓手掌在身體背後正中、肩胛骨之間的位置，相對合上做停留和呼吸。這個動作讓脊椎在鬆開之後，胸椎與胸腔做更大的向外開展，納入更飽滿的新氣進入體內，帶動體內的循環，也可訓練手臂肌力與肩膀的背闊肌群。

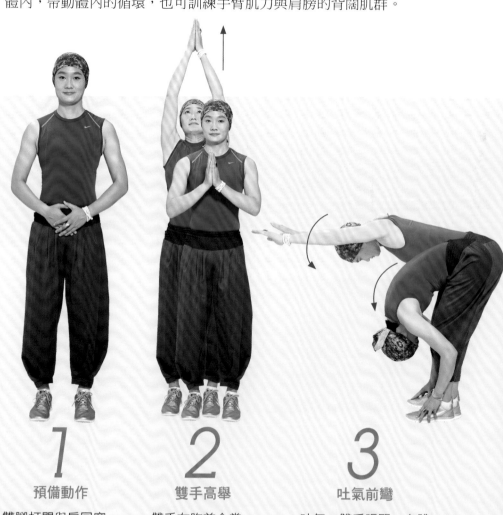

1
預備動作
雙腳打開與肩同寬，
雙手置於下腹部。

2
雙手高舉
雙手在胸前合掌，
吸氣向上高舉。

3
吐氣前彎
吐氣，雙手張開，身體
前彎向前俯趴，手疊在
前腳腳背上。

動作示範影片

【動作要點】

● 若一開始因為手腕或背闊肌太緊無法順利將手掌相合為
　山式，可改為雙手互相抓著手肘放在背後腰際上方。

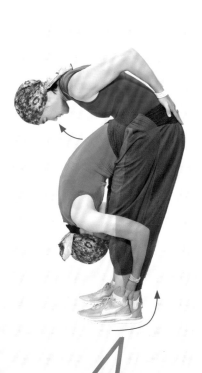

4
將身體帶起

將雙手帶至後腳跟，吸氣，
身體向上帶起，雙手從後小
腿往上帶到後大腿、臀部。

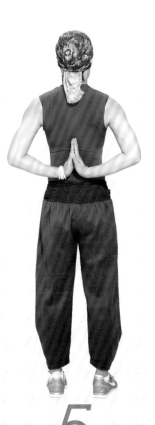

5
雙手成山式

吐氣，將雙手掌心先在
背後合十，再翻掌向上
成山式，吸氣。

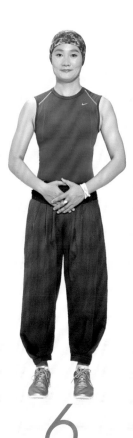

6
吐氣放鬆

吐氣，雙手解開，回
到站姿放鬆，重複步
驟1～6的動作。

4-3 獨立步 改善 帶動腰背、臀部肌肉的牽引，放鬆肌肉。

　　雙手貼於後腰際的下背時，再舉起單腿做金雞獨立步，應該可以更加感受到腰背、臀部肌肉的牽引，配合意念將掌中的氣灌注在腰背的肌群上，使其釋放壓力，溫熱活化。注意腹肌的穩定和呼吸的節奏。

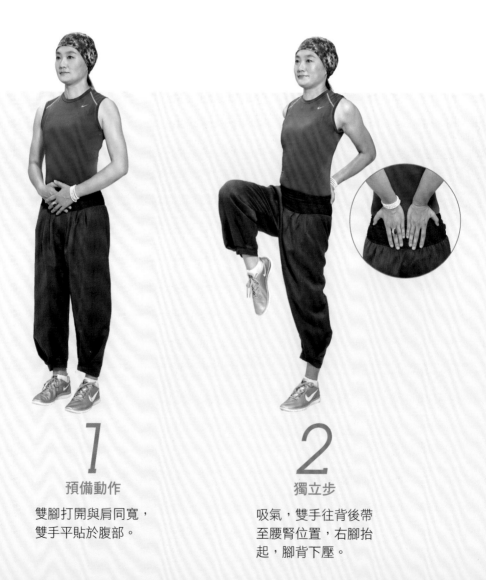

1
預備動作
雙腳打開與肩同寬，
雙手平貼於腹部。

2
獨立步
吸氣，雙手往背後帶
至腰腎位置，右腳抬
起，腳背下壓。

動作示範影片

3 吐氣放鬆

吐氣，右腳著地，身體放鬆微蹲，雙手往下帶至身體兩側，再往前帶至膝蓋。

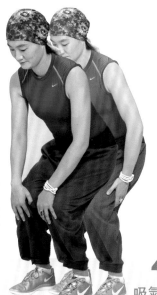

4 吸氣換腳

吸氣，雙手往背後帶至腰腎位置，換將左腳抬起，腳背下壓。

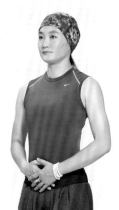

5 吐氣放鬆

吐氣，左腳著地，身體放鬆微蹲，雙手往下帶至身體兩側，再往前帶至膝蓋。

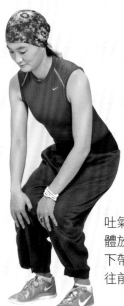

6 起身

慢慢起身回到站立姿勢，重複步驟1～6的動作。

4-4 前進一步

 改善 伸展腰至腿部緊繃的肌肉，放鬆脊椎與伸展腿部後側的肌肉。

這裡強調大腿後側肌肉與筋膜的伸展練習，使腿部肌肉與柔軟度增加，藉著肌纖維拉長，牽引活化膀胱經和附近穴位。動作正確，可以明顯感受到前踩的那條腿從腰際、臀部到小腿的拉長，腿部不要大幅彎曲，否則就失去伸展效果。步伐間距不用太大，約一個腳長的距離。彎腰和起身

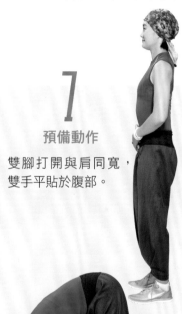

1 預備動作

雙腳打開與肩同寬，雙手平貼於腹部。

2 前跨步

吸氣，將右腳往前跨出一小步，吐氣，將身體慢慢前彎，雙手順著大腿往下帶至小腿。

3 身體前彎

視個人程度，雙手順著大腿、小腿往下帶至腳背。身體前彎時，背要打直，不可拱背。

4 吸氣起身

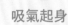

吸氣，雙手帶到跟，慢慢起身，從腿後側帶起至部位。

時骨盆、膝蓋、腳尖對齊前方，起身時因為兩腳相隔一點距離，所以前腳可能會感覺承重較多，後腳盡量踩穩，使其平均受力。

動作示範影片

【動作要點】

● 高血壓、貧血的人，前彎時需量力而為，慢慢往下，以免頭暈不適。

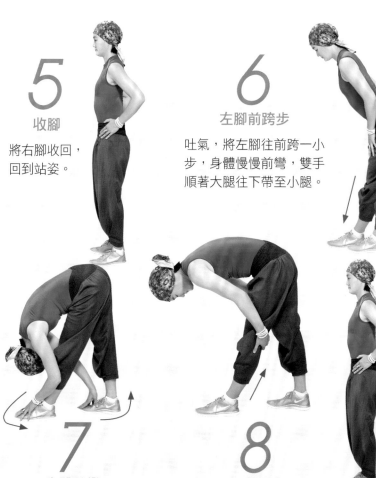

5 收腳

將右腳收回，回到站姿。

6 左腳前跨步

吐氣，將左腳往前跨一小步，身體慢慢前彎，雙手順著大腿往下帶至小腿。

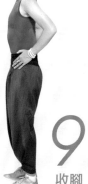

7 身體前彎

視個人程度，雙手順著大腿、小腿往下帶至腳背。身體前彎時，背要延伸打直，不可拱背。

8 起身站立

吸氣，雙手帶到後腳跟，慢慢起身，雙手從腿後側往上帶起至腰腎部位。

9 收腳

吐氣，將腳收回，回到站姿，重複步驟**1～9**的動作。

第4招
雙手攀足

4-5 弓箭步單手高舉

功效 訓練腹背核心肌群，伸展腹部、強化背部肌肉。

以單手貼在尾骨或下背處，可以一邊強腎固腰，另一隻手舉高能活化心包經、伸展腋下淋巴組織與強化背部。接下來獨立步轉換成弓箭步時，仍然以腰為軸心，可伸展腹肌，訓練背肌，腳步落下時宜輕巧和緩，控制

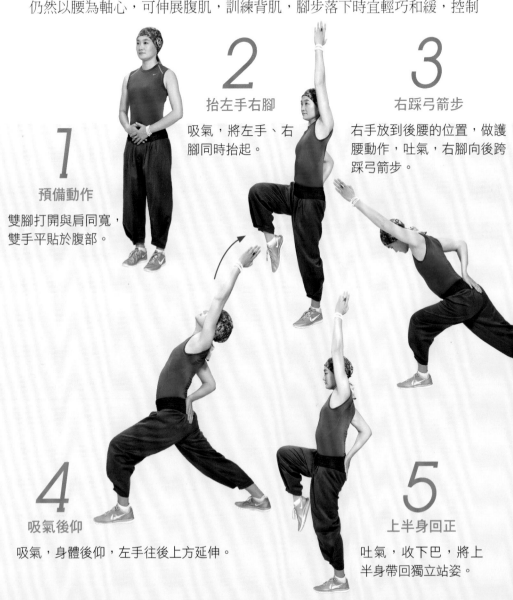

1 預備動作

雙腳打開與肩同寬，雙手平貼於腹部。

2 抬左手右腳

吸氣，將左手、右腳同時抬起。

3 右踩弓箭步

右手放到後腰的位置，做護腰動作，吐氣，右腳向後跨踩弓箭步。

4 吸氣後仰

吸氣，身體後仰，左手往後上方延伸。

5 上半身回正

吐氣，收下巴，將上半身帶回獨立站姿。

動作示範影片

大腿的肌肉，也是一種肌力的訓練。後踩的箭步，可以延展大腿和鼠蹊部。後仰時，下巴微收，運用脊椎和腰腹肌肉力量，使胸椎向上往後微微彎曲延伸。

6

收腳回站姿

把手、腳收回，回到站姿。

7

抬右手左腳

吸氣，換邊。將右手、左腳同時抬起，左手放到後腰的位置，做護腰動作。吐氣，左腳向後跨踩弓箭步。

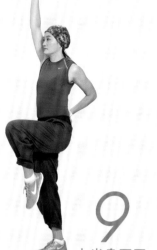

10

收腳放鬆

吸氣，把手、腳收回，回到站姿，吐氣放鬆，重複步驟1～10的動作。

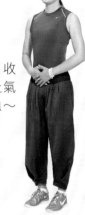

8

吸氣後仰

吸氣，身體後仰，右手往後上方延伸。

9

上半身回正

吐氣，收下巴，將上半身帶回。

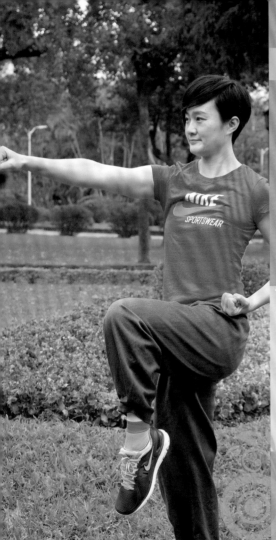

第5招

拳拳到位

這個功法以深蹲馬步為基礎，配合力氣的施展而穩定出拳，是八段錦〈攢拳怒目增氣力〉的延伸。

point >>

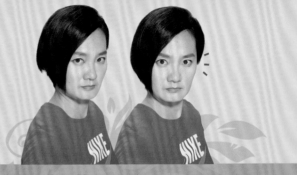

「怒目」的意思就是眼睛要有神並微微用力！這個動作也可以運動一下眼睛附近的小肌肉群，但是記得不要因為太用力就皺起了眉頭。

【調理功效】

　　蹲馬步時由於上半身的動作需要運氣出力，因此腹部核心要穩定，不因出拳而使骨盆搖晃亂轉或是腳步鬆軟，才能有效地訓練下肢肌肉。出拳時需配合睜大眼睛，因為「肝主筋、主目」，練此功時灌氣到雙眼與兩拳，使肝氣自肝抒發外達，有疏通筋脈氣血及疏解肝鬱的功效！

　　另外，出拳和收拳的動作，可以訓練肩胛與後背的肌群，又有擴胸伸展鍛鍊的作用。深蹲馬步會同時促進血液循環和心肺功能，提升全身的代謝循環，因此剛開始練習此招時，體力較弱者很容易會氣喘吁吁，可以放慢練習速度，等到體力較佳時，再將出拳的速度加快，握拳會拉動手部的

六條經絡，可強化五臟六腑的功能。

【呼吸與觀想】

　　想像有個目標在前面，每一次出拳，拳拳到定位，氣力飽滿、速度迅捷，有如雷動，出拳時配合吐氣或出聲喊，收拳配合吸氣，一吐一吸之間，幫助心中的鬱悶或壓力一掃而空。練習不一會兒，就會感受到如雨淋般的暢快流汗了！

【訓練&改善】

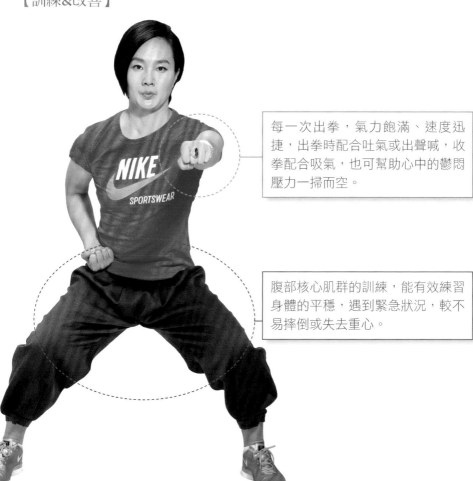

每一次出拳，氣力飽滿、速度迅捷，出拳時配合吐氣或出聲喊，收拳配合吸氣，也可幫助心中的鬱悶壓力一掃而空。

腹部核心肌群的訓練，能有效練習身體的平穩，遇到緊急狀況，較不易摔倒或失去重心。

第1招 喜從天降
第2招 左右逢源
第3招 一柱擎天
第4招 雙手萬足
第5招 拳拳到位
第6招 回眸一笑
第7招 媚眼迎人
第8招 步步高昇

5-1 拳拳到位 訓練 上背的肌群，改善駝背，伸展和鍛鍊胸大肌。

　　下半身的馬步要站穩，膝蓋不要超過腳尖，感覺是大腿和臀部用力，尾骨收，後腰部不往後突出或搖晃。出拳同時眼睛睜大有神，用力吐氣或喊出聲來，收拳時放鬆肌肉並將氣吸飽滿，眼神也可微微放鬆，再接著吐氣、出拳！

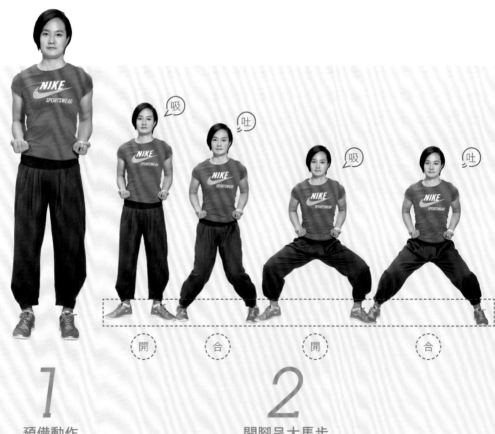

1
預備動作
雙腳打開與肩同寬，吸氣，雙手握拳於腰間。

2
開腳呈大馬步
將腳跟點地、腳尖向外打開，再將腳尖點地，腳跟往外打開，反覆腳跟、腳尖、腳跟、腳尖的開展動作，取出兩腳打開的距離，吐氣，將身體下蹲，呈大馬步姿勢。

【動作要點】

● 出拳時手臂和拳頭要有力氣，但手腕和肘關節要保持一點
　彈性不鎖死，以免出力時導致關節受傷。

動作示範影片

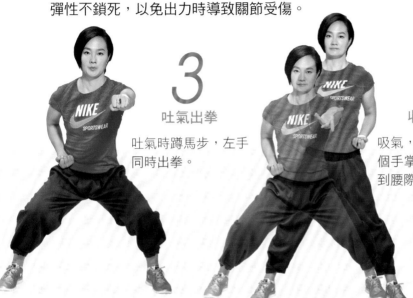

3 吐氣出拳

吐氣時蹲馬步，左手
同時出拳。

4 收拳回站姿

吸氣，從小拇指打開整
個手掌再握拳，收拳回
到腰際，起身回站姿。

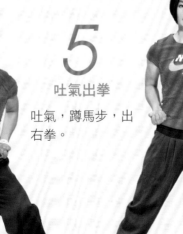

5 吐氣出拳

吐氣，蹲馬步，出
右拳。

6 吸氣握拳

吸氣，從小拇指打開整
個手掌再握拳，收拳回
到腰際，起身回站姿，
重複步驟**3**～**6**的動作。

5-2 獨立步超人姿　訓練 手臂的三角肌及單腳的肌力。

　　手臂出力上舉可以加強訓練手臂的三角肌，背部的肌肉、背闊肌，運用獨立步訓練單腳的肌力，腳舉起時要壓腳背，使整個身體呈現肌肉穩定、施力飽滿的狀態，身體脊椎保持中正，不因單舉手而偏斜。

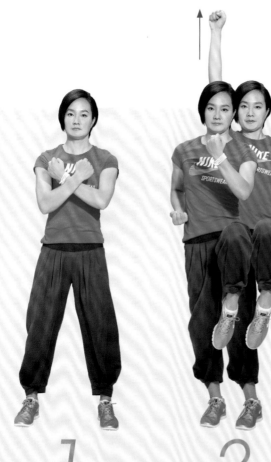
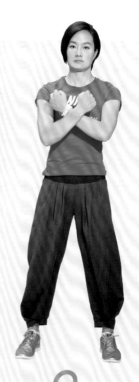

1
預備動作
雙腳打開比肩寬，雙手握拳，交叉放置於胸前。

2
抬膝衝拳
吸氣，將右手往下帶至腰側，吐氣，左腳抬膝，腳背下壓，右手向上衝拳。

3
吐氣放鬆
吐氣，雙手帶到腰側，收左腳，回到站姿放鬆。

動作示範影片

第1招 | 黃從天降

第2招 | 左右逢源

第3招 | 一柱擎天

第4招 | 雙手萬足

第5招 | 拳拳到位

第6招 | 回眸一笑

第7招 | 搖頭擺尾

第8招 | 步步高昇

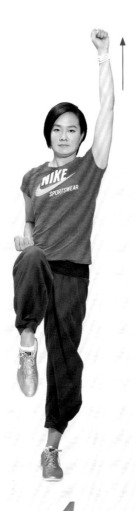

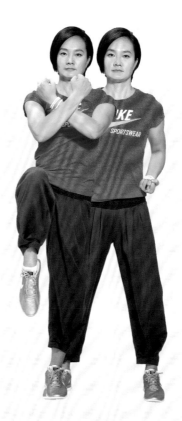

4

吸氣換邊

吸氣，將左手往下帶至腰側，
吐氣，右腳抬膝，腳背下壓，
左手向上衝拳。

5

吐氣放鬆

吐氣，雙手回到預備動作再帶
到腰側，收右腳，回到站姿放
鬆，重複步驟1～5動作。

107

5-3 後踩弓箭步下栽拳　訓練 伸展後腳的鼠蹊部與大腿前側。

　　單腳舉起時往後踩，成後踩弓箭步，要將身體的肌肉保持穩定，可以訓練到腰部肌力與核心平衡，後弓箭步也可有效伸展後腳的鼠蹊部與大腿前側。

1 預備動作

雙腳打開與肩同寬，雙手握拳交叉置於胸前。

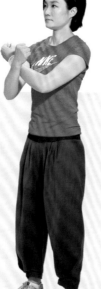

2 抬腳握拳

吸氣，右腳抬起，雙手握拳於腰際。

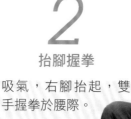

3 後踩弓箭步

右腳往後踩一大步，右手向下衝拳時同時吐氣，右手與左腳需保持平行。

4 回站姿

吸氣，雙手握拳再帶回腰側，收右腳回到站姿。

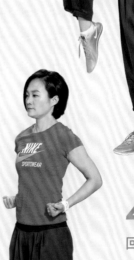

動作示範影片

【動作要點】

● 骨盆要正對前方，不可歪斜。

6

後踩弓箭步

左腳往後踩一大步，左手向下衝拳時同時吐氣，左手與右腳需保持平行。

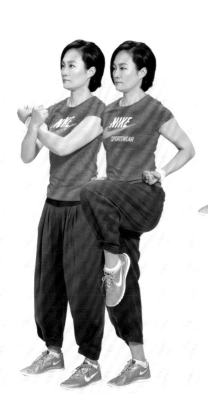

5

吸氣換邊

吸氣，雙手握拳交叉胸前，左腳抬起，雙手握拳於腰際。

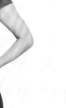

7

回站姿

吸氣，雙手握拳再帶到腰側，收左腳回到站姿，重複步驟1～7的動作。

109

5-4 雙響炮 訓練 伸展與訓練胸和背闊肌，訓練下盤的穩定度。

出雙拳時可能會因為左右兩邊肌肉不平衡而施力不均，可以想像前方的兩個目標定點，練習施力的均衡。吐氣出雙拳，感覺會比出單拳的氣力飽滿而紮實，吸氣時不聳肩，背闊肌會同時夾緊，並且訓練到背部和手臂的二頭肌，同時可伸展胸大肌，所以收拳時要感覺兩片肩胛骨往內靠攏，

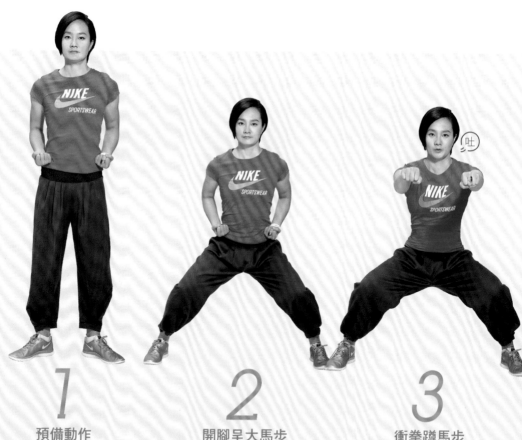

1
預備動作
雙腳打開與肩同寬，吸氣，雙手握拳於腰間。

2
開腳呈大馬步
將腳跟點地、腳尖向外打開，再將腳尖點地，腳跟往外打開，反覆腳跟、腳尖、腳跟、腳尖的開展動作，取出兩腳打開的距離，吸氣預備，將身體下蹲，呈大馬步姿勢。

3
衝拳蹲馬步
吐氣時下蹲至馬步，雙手同時向前攢出。

好像在用背闊肌按摩脊椎一樣，但是頸椎請保持放鬆，上半身也要保持中正不要因為出力而向前傾。

動作示範影片

【動作要點】

● 深蹲馬步需配合出拳的韻律，所以膝關節請保持彈性，就能好好鍛鍊雙腿的股四頭肌！

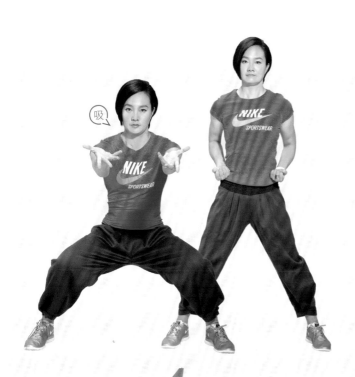

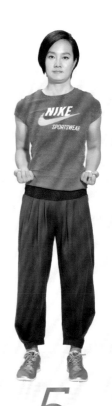

4
開掌握拳

吸氣，雙拳從小拇指張開再握拳，起身，同時將雙拳收回腰間。重複步驟3、4的動作，視個人的體力狀況，調整練習次數。

5
收腳回站姿

雙腳收回，回到站姿調息。

111

5-5 三衝拳 改善 加強肢體末梢的血液回流，帶動全身氣血循環。

　　這是一個在短時間內練習就會「很有感覺」的有氧心肺訓練，原本手的經絡區域就是屬於心包經，所以手的運動可以直接刺激心臟的強度，加上因為出拳速度和力道的加強，很快就能提高心跳。深蹲的馬步同時帶動

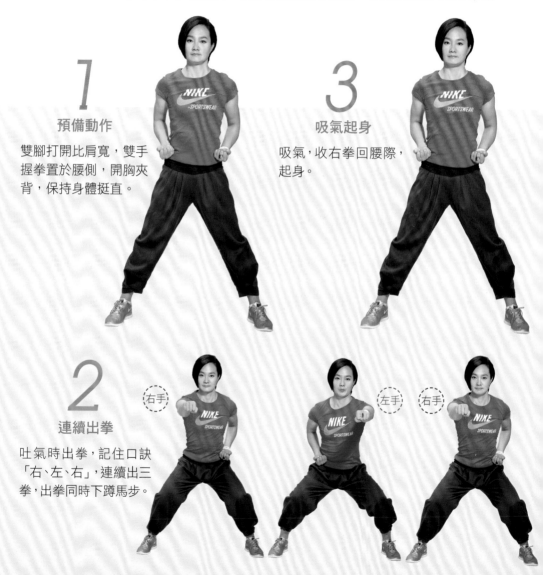

1 預備動作

雙腳打開比肩寬，雙手握拳置於腰側，開胸夾背，保持身體挺直。

3 吸氣起身

吸氣，收右拳回腰際，起身。

2 連續出拳

吐氣時出拳，記住口訣「右、左、右」，連續出三拳，出拳同時下蹲馬步。

右手　左手　右手

動作示範影片

下肢的氣血循環，還有連出三拳時會配合更快速的吐氣與吸氣，所以可想而知，這一式能夠很快地加強肢體末梢的血液回流；天氣寒冷時可以練練這動作，身體很快就會暖和起來！

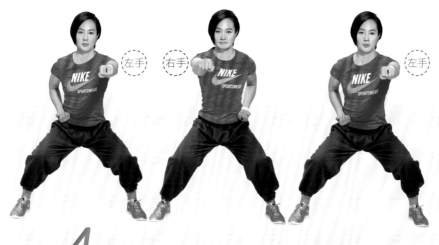

左手　右手　左手

4
連續出拳

吐氣出拳，換口訣「左、右、左」，連續出三拳，出拳同時下蹲馬步。

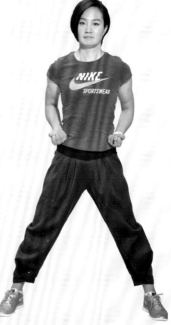

5
吸氣起身

吸氣，收左拳回腰際，起身。視個人體力狀況，重複步驟2～4的動作，再回到站姿調息。

第1招 從天降

第2招 左右逢源

第3招 一柱擎天

第4招 縛手縛足

第5招 拳拳到位

第6招 回眸一笑

第7招 搖頭擺尾

第8招 步步高昇

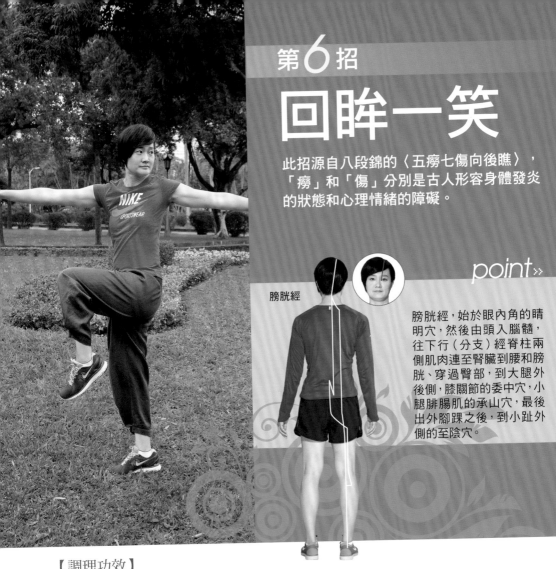

第6招
回眸一笑

此招源自八段錦的〈五癆七傷向後瞧〉，「癆」和「傷」分別是古人形容身體發炎的狀態和心理情緒的障礙。

膀胱經

point »

膀胱經，始於眼內角的睛明穴，然後由頭入腦髓，往下行（分支）經脊柱兩側肌肉連至腎臟到腰和膀胱、穿過臀部，到大腿外後側，膝關節的委中穴，小腿腓腸肌的承山穴，最後出外腳踝之後，到小趾外側的至陰穴。

【調理功效】

為什麼「向後瞧」可以調節發炎和心情呢？因為這個動作可以活絡膀胱經，幫助和緩頭痛、肩頸痛、後背痛、腰痛、泌尿生殖系統等身體發炎的症狀，同時能減緩壓力，撫平不安的情緒。這個訓練動作還可以有效放鬆眼部、頸部、脊椎附近緊繃僵硬的肌肉，調理周邊神經和血管，活躍頭部的血液循環。

「回眸一笑」這招中，又配合設計了一系列的獨立步和扭轉的動作，若是動作正確，可以感覺得到從頸椎到尾椎、從頭到腳的全面放鬆和舒緩！再加上大腿肌力的訓練，配合深呼吸的韻律，讓你由內到外，不自覺

就越練習越開懷，不只是回眸一笑，而是滿面笑容啦！

【呼吸與觀想】

　　膀胱主水，所以這個動作與八卦中的兌卦「澤」相對應。往斜後方轉時，想像後面的景色是高山祕境中的偌大湖面，映照著天光，呈現出晶亮的湛藍色，空氣中有一股草地的清新；此時，所有的疲勞惱怒不安，都將慢慢沉靜下來，化入水面。然後再次吸氣，將新鮮的水氣和大地的芬芳吸入體內，一出一進，使身體與深遠幽靜的大自然融合在一起。

【訓練&改善】

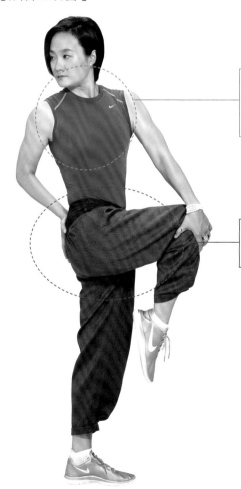

活絡膀胱經，幫助和緩頭痛、肩頸痛。放鬆眼部、頸部、脊椎附近緊繃僵硬的肌肉。

微微的側身扭轉帶動，讓頸椎到尾椎得到全面放鬆和舒緩！

6-1 回眸一笑 改善 放鬆肩頸附近緊繃僵硬的肌肉。

　　頸部的扭轉應該配合呼吸，不要憋氣，用「視線盡量向後看」來自然帶動扭轉。肩頸僵硬的人，剛開始練習時，扭轉和回正都要輕柔緩慢，慢慢加強扭轉的角度，不要操之過急。

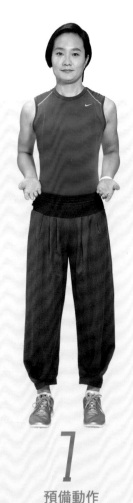

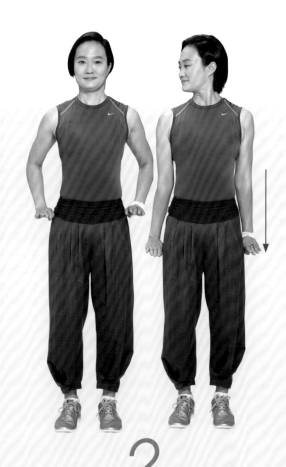

1

預備動作

雙腳打開與肩同寬，雙手掌心朝上置於腰側。

2

吐氣下按

吐氣，雙手掌心翻轉朝下按，臉同時轉向右邊。

動作示範影片

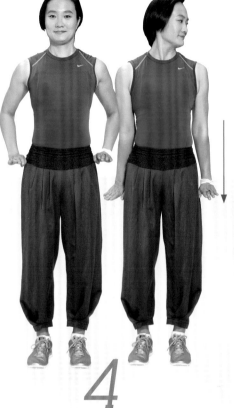

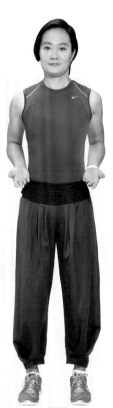

喜從天降　第1招

左右逢源　第2招

一柱擎天　第3招

雙手揚足　第4招

樂拳到位　第5招

回眸一笑　第6招

鴛頭搔肩　第7招

步步高昇　第8招

4

吐氣下按

吐氣，雙手掌心翻轉朝下按，臉同時轉向左邊。

3

回預備姿勢

吸氣，雙手掌心朝上回預備位置。

5

回到站姿

吸氣，雙手掌心朝上回預備位置，吐氣，回到站姿放鬆，重複步驟1～5的動作。

117

6-2 獨立步　訓練 單腿肌力，肩膀、頸部肌肉。

　　一開始可能會重心不穩而搖晃，所以可以先將獨立步站穩了，再慢慢轉頭，不要一開始就因為心急而同時做兩個動作。這個動作可以訓練到單腿肌力、肩膀後背的背闊肌、頸部斜方肌與腰部肌肉扭轉。

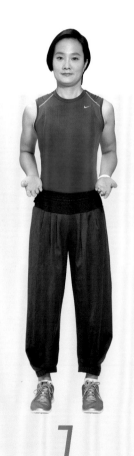

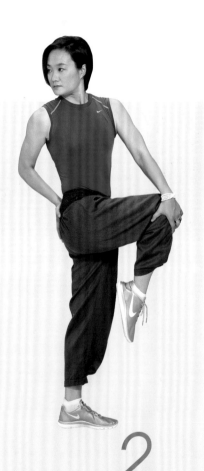

1

預備動作

雙腳打開與肩同寬，雙手掌心朝上置於腰側。

2

抬膝轉體

吸氣，右腳抬膝，吐氣，左手放到右膝外側，右手置於右邊腰際，臉向後看。

動作示範影片

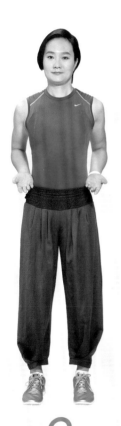 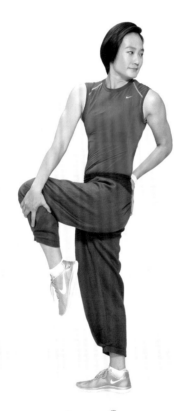 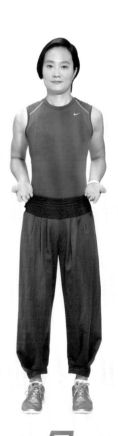

第6招
回眸一笑

3
放鬆

吸氣，身體轉回正面，雙手掌心朝上置於腰側，吐氣放鬆。

4
吸氣換邊

吸氣，左腳抬膝，吐氣，右手放到左膝外側，左手置於左邊腰際，臉向後看。

5
放鬆

吸氣，身體轉回正面，雙手掌心朝上置於腰側，放鬆，重複步驟1～5動作。

6-3 展翅轉體 訓練 緊實側腹肌力，按摩內臟。

　　先將獨立步站穩，慢慢轉頭，然後再把手臂伸展開來，腰部的扭轉會因為手臂的展開而更有感覺，對於側腹肌力的緊實練習和內臟按摩都有很好的功效；也會感覺胸大肌擴展的舒適和手臂肌力因訓練所帶來的微痠，但記得肩膀不要因手臂舉起而聳高。

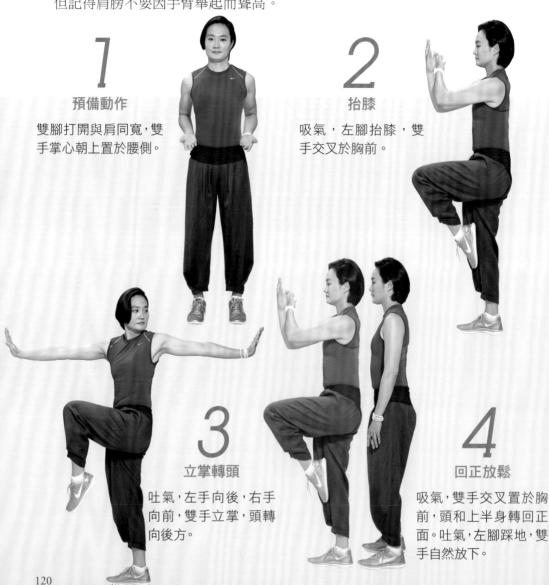

1 預備動作
雙腳打開與肩同寬，雙手掌心朝上置於腰側。

2 抬膝
吸氣，左腳抬膝，雙手交叉於胸前。

3 立掌轉頭
吐氣，左手向後，右手向前，雙手立掌，頭轉向後方。

4 回正放鬆
吸氣，雙手交叉置於胸前，頭和上半身轉回正面。吐氣，左腳踩地，雙手自然放下。

【動作要點】

● 若是腿力越來越好，可以增加扭轉與向後看的時間，加深
肌肉對脊椎的按摩。

動作示範影片

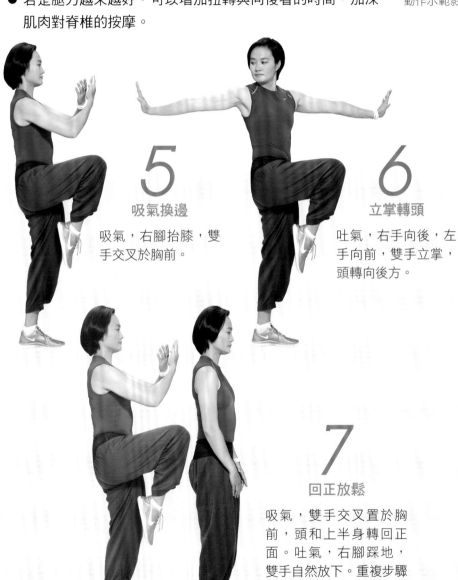

5 吸氣換邊

吸氣，右腳抬膝，雙手交叉於胸前。

6 立掌轉頭

吐氣，右手向後，左手向前，雙手立掌，頭轉向後方。

7 回正放鬆

吸氣，雙手交叉置於胸前，頭和上半身轉回正面。吐氣，右腳踩地，雙手自然放下。重複步驟1～7的動作。

121

6-4 白鶴亮翅 訓練 美臀和緊實臀部核心肌群。

　　藉著腳虛步點地而使重心移到另一隻腿的動作來訓練單腳肌力，幫助臀大肌和下背的訓練；白鶴亮翅實為太極拳法中的攻防動作，舉起的手可黏貼對方的攻擊與掤打，摟膝下伸的手可做保護襠部。多做此練習，除了

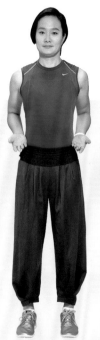

1

預備動作

雙腳打開與肩同寬，雙手掌心朝上置於腰側。

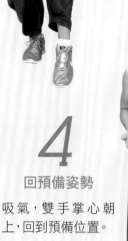

2

虛步點地

吐氣，左腳往前虛步點地，右手向前伸，不同手，不同腳。

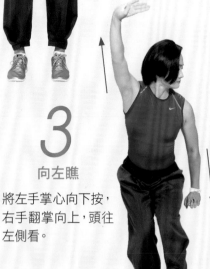

3

向左瞧

將左手掌心向下按，右手翻掌向上，頭往左側看。

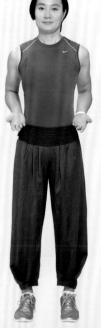

4

回預備姿勢

吸氣，雙手掌心朝上，回到預備位置。

動作示範影片

手臂肌力增強，腰部也能保持靈活，配合單腳肌力訓練可以
流暢地轉移重心，不易摔倒。

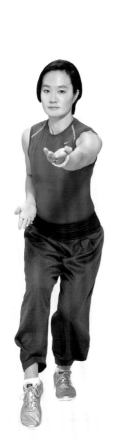
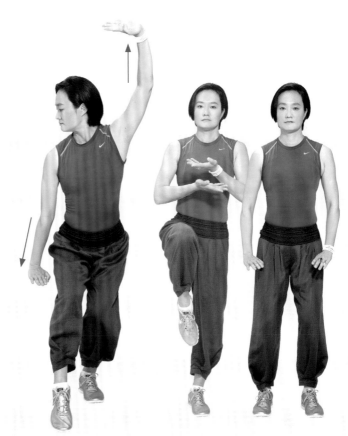

5

虛步點地

吐氣，右腳往前虛步
點地，左手向前伸。

6

向右瞧

將右手掌心向下按，
左手翻掌向上，頭往
右側看。

7

收腳放鬆

吸氣，將右腳收回，
吐氣放鬆，重複步驟
1〜7的動作。

6-5 飛雁式 訓練 核心肌群、平衡與腿部肌力。

　　這式的肌力和核心訓練為此招難度最強，所以建議先從單腳後伸的平衡先練習，單腿往後踢伸時，以腰部為軸心，上半身順勢向前傾，收下巴避免頸部的壓迫，站立的腳若是沒有力氣，可以微微彎曲，保持彈性。

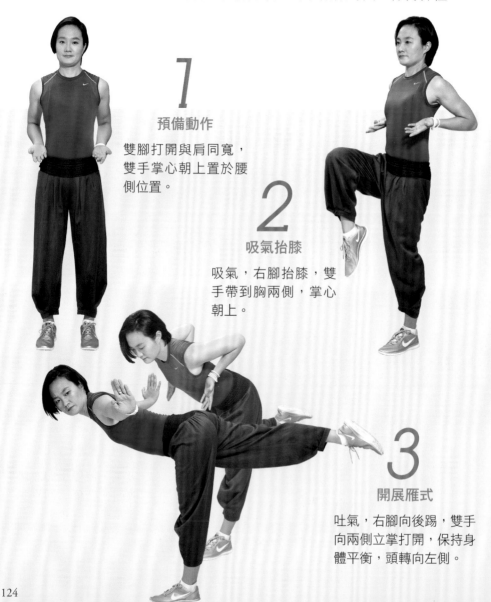

1 預備動作

雙腳打開與肩同寬，雙手掌心朝上置於腰側位置。

2 吸氣抬膝

吸氣，右腳抬膝，雙手帶到胸兩側，掌心朝上。

3 開展雁式

吐氣，右腳向後踢，雙手向兩側立掌打開，保持身體平衡，頭轉向左側。

動作示範影片

【動作要點】

● 年長者或體力太虛弱者，若是一時之間無法維持平衡，可以單手先扶著牆面或其他輔助物，整個身體穩定了，再把手往後打開並配合做轉頭的動作。

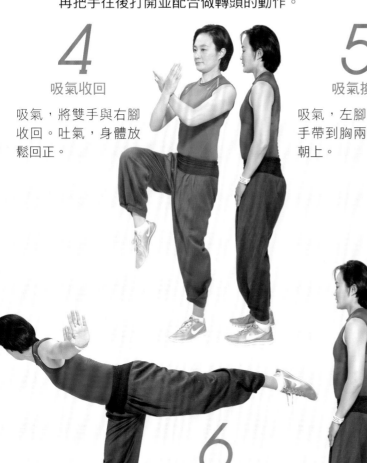

4 吸氣收回

吸氣，將雙手與右腳收回。吐氣，身體放鬆回正。

5 吸氣換邊

吸氣，左腳抬膝，雙手帶到胸兩側，掌心朝上。

6 開展雁式

吐氣，左腳向後踢，雙手向兩側立掌打開，保持身體平衡，頭轉向右側。

7 吐氣放鬆

吸氣，將雙手與左腳收回。吐氣，回到站姿放鬆。重複步驟1～7的動作。

第1招 喜從天降
第2招 左右逢源
第3招 一柱擎天
第4招 雙手穩定
第5招 蜻蜓到拉
第6招 回眸一笑
第7招 搖頭擺尾
第8招 步步高陞

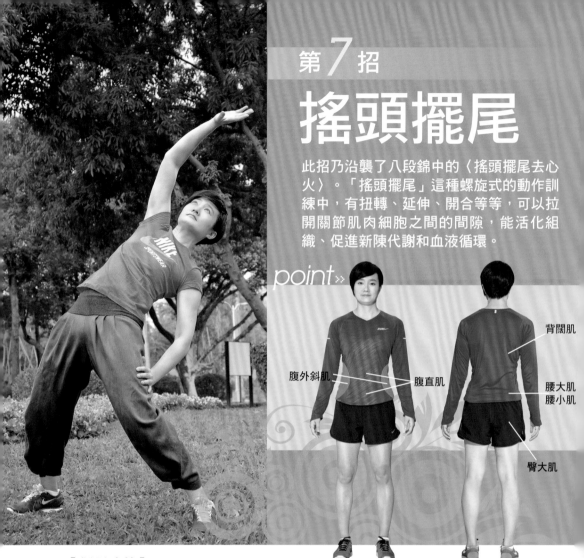

第7招

搖頭擺尾

此招乃沿襲了八段錦中的〈搖頭擺尾去心火〉。「搖頭擺尾」這種螺旋式的動作訓練中,有扭轉、延伸、開合等等,可以拉開關節肌肉細胞之間的間隙,能活化組織、促進新陳代謝和血液循環。

point ≫

腹外斜肌　　　腹直肌　　　背闊肌　　腰大肌　腰小肌　　臀大肌

【調理功效】

　　心屬火,體內若是心火旺盛或心血不足,就會產生便祕、口乾舌燥、心悸、失眠等症狀,嚴重者導致腦神經衰弱、焦慮等現象產生。所以「搖頭擺尾」就是藉著轉動骨盆,刺激腹腔內的副交感神經系統,改善腸胃消化,也可平衡過度興奮的大腦,大幅轉動脊椎,從中醫的觀點,能引腎水降心火,心腎相交之後,很多疾病就能自行痊癒。

　　為了要順暢地轉動脊椎和骨盆,除了鍛鍊腹直肌與腹外斜肌的穩定,雙腳必須跨成大馬步,更需要大腿前側肌力的結實,跨大馬步時記得膝蓋還是要對齊腳尖。若是一開始轉動較不自然,請緩緩地用自己舒服的速度

旋轉，並且感受身體哪個區域比較僵硬或不舒服，運用意念藉著一次又一次的練習，緩緩地調整，可以有效改善下背痛與腰痛，髖關節也能一起伸展開來，對於行走順暢很有幫助！

【呼吸與觀想】

　　此式與離卦相呼應，主火。想像自身的扭轉搖動就像火光一樣，柔軟而靈活。整個身體放鬆，但是腰部運轉時是控制有力氣的，就像火苗的結構，中心點是持續炙熱的，外圍順著氣流輕鬆運行。

　　配合著上吸下吐的韻律，吸氣時上半身挺起，打開胸膛，將氧氣供給至體內，往下彎時隨著吐氣時把心火往外發散出去！

【訓練&改善】

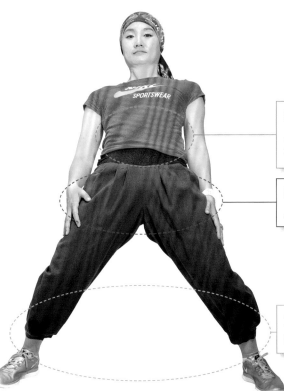

轉動脊椎，改善下背痛與腰痛，伸展髖關節，對於行走順暢方面非常有幫助！

藉著轉動骨盆，刺激腹腔內的副交感神經系統，改善腸胃消化。

雙腳跨成大馬步，鍛鍊股四頭肌，讓大腿前側肌力更為結實。

第1招

第2招

第3招

第4招

第5招

第6招

第7招
搖頭擺尾

第8招

7-1 搖頭擺尾 改善 放鬆僵硬的脊椎和骨盆。

利用腰部動作，順暢地帶動脊椎和骨盆的轉動，讓上半身整個做扭轉，緩緩的依照自己的速度運轉，感受身體有哪裡特別僵硬或痠痛。初學者可能轉幾圈之後會感到頭暈，可先回到站樁休息，等到頭不暈了，再慢慢練習。

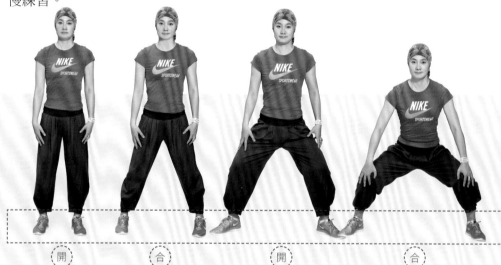

開　　　合　　　開　　　合

1 開腳呈大馬步

將腳跟點地、腳尖向外打開，再將腳尖點地，腳跟往外打開，反覆腳跟、腳尖、腳跟、腳尖的開展動作，取出兩腳打開的距離，吐氣，將身體下蹲，雙手順著身體往下沉，放在大腿上，吸氣。（口訣：開吸、吐合）

2 吐氣轉體

吐氣，從腰部帶動身體，由右往左旋轉一圈後，回到中間，吸氣放鬆。

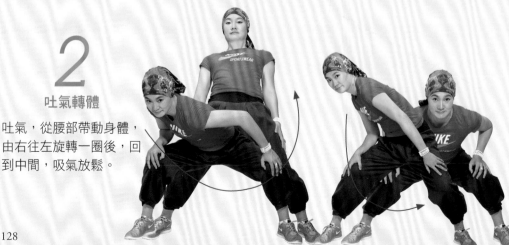

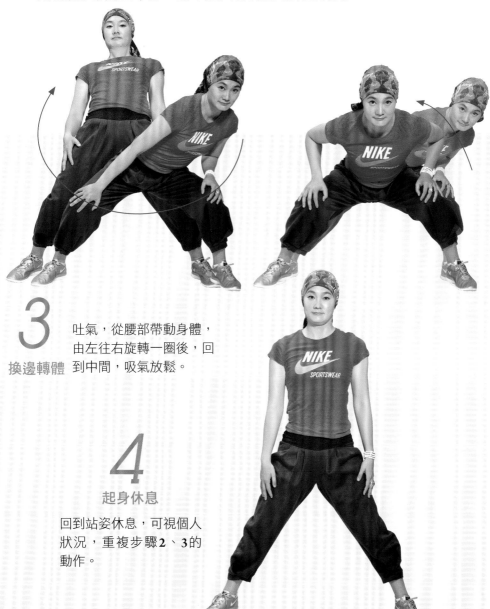

動作示範影片

【動作要點】

● 馬步需跨大一些，比肩寬。

● 利用腰部帶動上半身，而不是只有肩膀或頭的轉動。

3　換邊轉體

吐氣，從腰部帶動身體，由左往右旋轉一圈後，回到中間，吸氣放鬆。

4　起身休息

回到站姿休息，可視個人狀況，重複步驟**2**、**3**的動作。

7-2 側轉弓箭步 訓練 加強大腿肌力，伸展大腿內側肌肉。

　　加入弓箭步的動作，來加強大腿肌力的訓練，記得上半身還是要保持穩定，不要將重量壓在弓步的膝蓋上。一開始可能因為腹腰肌力不夠，會造成弓步那隻腿的壓迫，可以不要讓上半身那麼前傾，透過慢慢練習，再增加往前傾的角度。此動作也可伸展另一側腰部的肌肉和大腿內側，但是

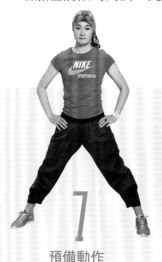

1

預備動作

兩腳打開比肩寬，雙手放於腰際。

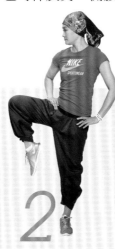

2

抬起右腳

身體轉向右側，抬起右腳。

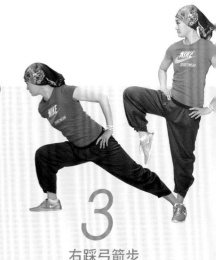

3

右踩弓箭步

吸氣，右腳膝蓋抬起往前跨成弓步，左腳呈箭步，背部和左腳要呈一直線。

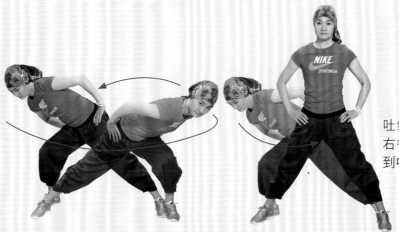

4

弓箭步轉體

吐氣，上半身下壓，從右往左旋轉一圈後，回到中間起身。

動作示範影片

肌肉較為僵硬者在上半身拉回挺起時速度請放慢，感覺到胸腔、腹腔、下肢整體的拉伸並慢慢收緊，這樣才有實際的效果，切勿突然拉回挺起，容易造成拉傷。

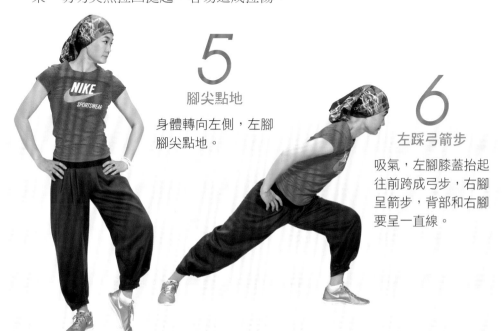

5
腳尖點地

身體轉向左側，左腳腳尖點地。

6
左踩弓箭步

吸氣，左腳膝蓋抬起往前跨成弓步，右腳呈箭步，背部和右腳要呈一直線。

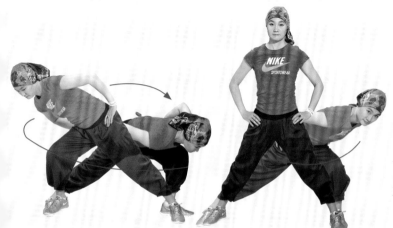

7
弓箭步轉體

吐氣，上半身下壓，從左往右旋轉一圈後，回到中間起身。視個人狀況，重複步驟1～7的動作。

7-3 側身搖頭擺尾 改善 伸展腋下淋巴；強化腹腰肌肉。

　　這個動作是藉單手的牽引，加深從腋下到側腰的伸展，這樣的方式也可以幫助扭轉更深層；而兩眼的視線隨著手臂延伸出去看向遠方，可以有效放鬆眼球的肌肉。手臂和肩膀記得要保持彈性而放鬆。

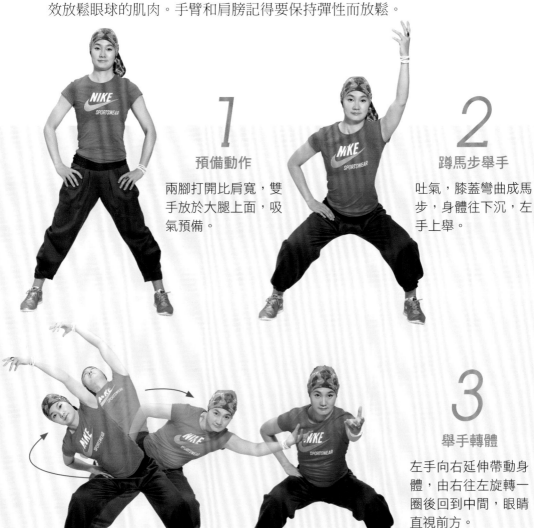

1 預備動作

兩腳打開比肩寬，雙手放於大腿上面，吸氣預備。

2 蹲馬步舉手

吐氣，膝蓋彎曲成馬步，身體往下沉，左手上舉。

3 舉手轉體

左手向右延伸帶動身體，由右往左旋轉一圈後回到中間，眼睛直視前方。

動作示範影片

【動作要點】

● 所有的扭轉動作，當轉到向後仰的方向時。不要因為腹直肌的用力而憋氣。請務必慢慢訓練向後仰的柔軟度。

● 下巴微收，頸部隨時保持彈性。

4 吐氣換邊

吐氣放鬆，換右手上舉。

6 起身休息

收馬步，起身回站姿調息。視個人狀況，重複步驟 **2～6** 的動作。

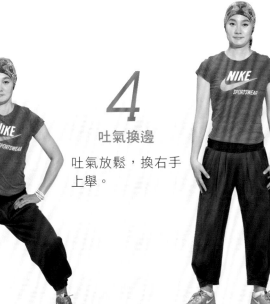

5 舉手轉體

右手向左延伸帶動身體，由左往右旋轉一圈後回到中間，眼睛直視前方。

7-4 單手後仰 改善 按摩消化器官；提升下垂的臟器。

　　身體姿勢常常往前傾容易導致駝背和肌肉僵硬，後仰的動作可以幫助肌肉和脊椎的反向伸展與開合，胸膛會開展、打開呼吸道；而大腿前側到腹部的肌肉也會因此拉長伸展，不僅可以按摩消化器官，也可以讓長期下垂的臟器微微提升。當你旋轉腰部順暢地向後仰時，後仰的練習就會較為輕鬆，可以伸展身體正面、訓練下背。這裡的馬步更要紮實站穩，並夾緊

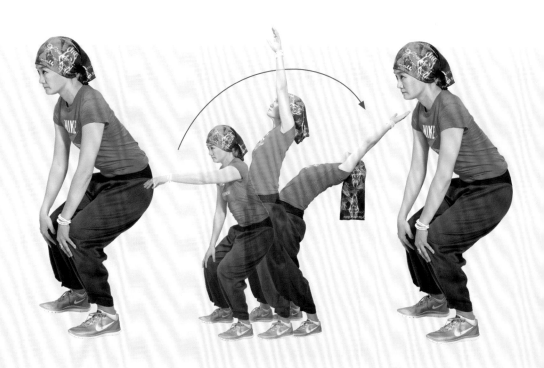

1 預備動作

兩腳打開與肩同寬，雙手放於膝蓋往下蹲。

2 單手後仰

吸氣，左手往上畫圓帶起，將身體慢慢帶至後仰。

3 吐氣換邊

吐氣，將左手由上往下帶回膝蓋，回到預備姿勢。

臀部，藉著穩定下肢做後仰，而不是突然將上身往後拉扯，
或是讓整個重量作用在脊椎和鬆軟的肌肉上。

動作示範影片

【動作要點】

● 練習時，脖子不要用力往後仰，會造成頸椎的壓迫。

● 若是一開始腰力不夠，可以將另一隻手扶在腰部後方微微支撐上半身的
　重量。後仰的角度不必太大，肌肉和脊椎能確實施力與伸展才是重點！

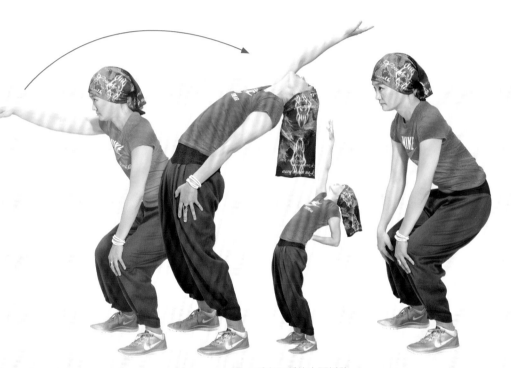

TIPS
重心不穩的人可以將
另一手滑至後腰，使
身體更容易平衡。

4

單手後仰

吸氣，換右手往上畫圓
帶起，將身體慢慢帶至
後仰。

5

吐氣換邊

吐氣，將右手由上往下
帶回膝蓋，回到預備姿
勢。視個人狀況，重複
步驟2～5的動作。

第7招
搖頭擺尾

第8招
步搖賣弄

135

7-5 雙腳交叉旋轉　訓練 加強核心肌群與雙腳肌力。

　　一邊移動一邊旋轉的訓練可以加強核心肌群與雙腳肌力和協調。這個訓練的要訣是每一圈的旋轉要保持穩定和一致的速率，每一個腳步踩穩，保持呼吸的順暢。有人會恐懼轉圈的動作，也許曾經因此感到頭暈或噁心，但是旋轉的訓練有助於牽引轉動經絡而按摩到五臟六腑；帶動體內氣

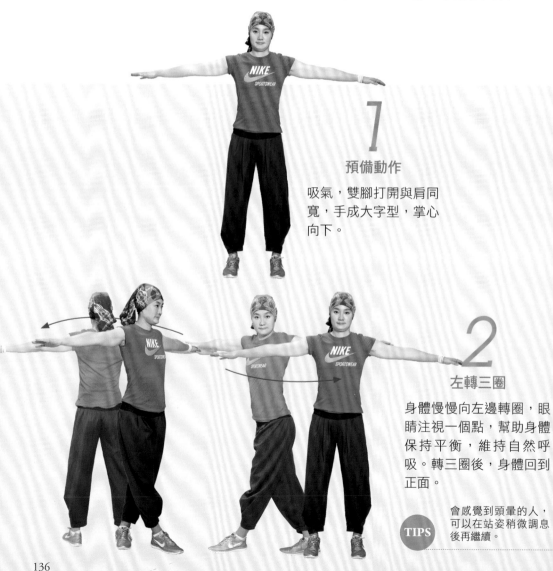

1 預備動作

吸氣，雙腳打開與肩同寬，手成大字型，掌心向下。

2 左轉三圈

身體慢慢向左邊轉圈，眼睛注視一個點，幫助身體保持平衡，維持自然呼吸。轉三圈後，身體回到正面。

TIPS 會感覺到頭暈的人，可以在站姿稍微調息後再繼續。

動作示範影片

的漩渦式旋轉，使其運行到深層的組織和末梢系統，帶動循環；平衡感的練習也可以由緩而慢慢加強，增加身體的協調性，所以，請再給自己一次機會，配合深緩的呼吸，就能好好地做旋轉了。

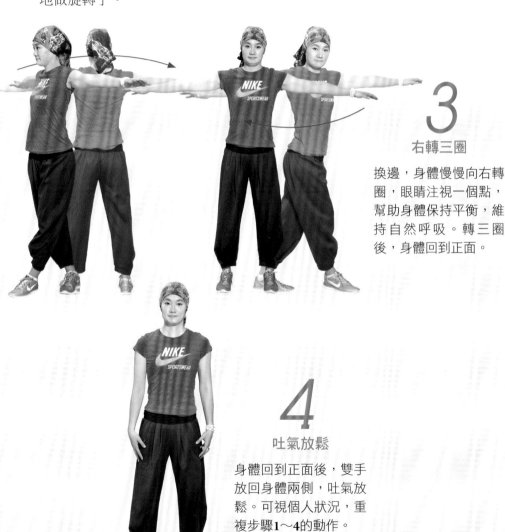

3 右轉三圈

換邊，身體慢慢向右轉圈，眼睛注視一個點，幫助身體保持平衡，維持自然呼吸。轉三圈後，身體回到正面。

4 吐氣放鬆

身體回到正面後，雙手放回身體兩側，吐氣放鬆。可視個人狀況，重複步驟1～4的動作。

第1招 凌從天降
第2招 左右逢源
第3招 一柱擎天
第4招 雙手纏足
第5招 鶴立獨立
第6招 回眸一笑
第7招 搖頭擺尾
第8招 步步高昇

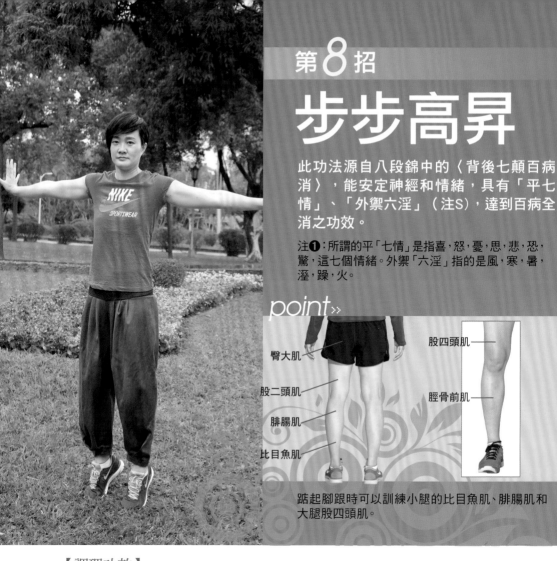

第8招

步步高昇

此功法源自八段錦中的〈背後七顛百病消〉，能安定神經和情緒，具有「平七情」、「外禦六淫」（注S），達到百病全消之功效。

注❶：所謂的平「七情」是指喜，怒，憂，思，悲，恐，驚，這七個情緒。外禦「六淫」指的是風，寒，暑，溼，躁，火。

point >>

股四頭肌

臀大肌

股二頭肌

腓腸肌

脛骨前肌

比目魚肌

踮起腳跟時可以訓練小腿的比目魚肌、腓腸肌和大腿股四頭肌。

【調理功效】

　　這個功法是透過身體本身的力量刺激足跟，將震動力自下而上傳達頭頂，使脊椎間的各肌肉群因為震動的按摩而放鬆，進而達到調理脊柱周遭自律神經的功效。並因共振運動，透過血液的傳導，刺激調整腦下垂體、甲狀腺與性腺的荷爾蒙系統，並與身上無數的穴位產生震波，使氣血運行到身體末梢。

　　從肌肉的鍛鍊而言，踮起腳跟時可以訓練小腿的比目魚肌、腓腸肌和大腿股四頭肌，增加腳踝關節的靈活，預防膝蓋退化，又能緊實臀部；這個動作在站立時就能抽空做，輕鬆完成鍛鍊的效果。

【呼吸與觀想】

　　此式與八卦的坤卦呼應，屬土。首先深吸一口氣踮起腳跟時，觀想將大地中的精華與元素從雙腳引進身體至頭頂；身體隨腳跟往下蹬時，隨著吐氣順勢將體內的廢氣毒素和負面的能量從頭至頸椎、脊椎、尾椎、雙腿、腳跟往下傳送，歸於土中，轉換為土地中的豐沛原料，一進一出，在體內成為良性的循環。

【訓練&改善】

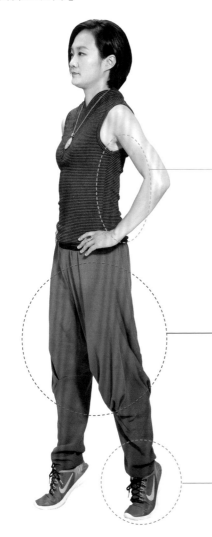

透過身體的力量刺激足跟，將震動力自下而上傳達頭頂，使脊椎間的各肌肉群因為震動的按摩而放鬆。

訓練小腿的比目魚肌、腓腸肌和大腿股四頭肌，預防膝蓋退化。

增加踝關節的靈活與彈性。

8-1 步步高昇 訓練 小腿肌群，改善靜脈曲張。

　　此動作簡單，隨時隨地都能做，工作常需久坐、久站的上班族，可以利用短暫的休息片刻，起身動一動，舒緩腿部肌肉、促進循環。下肢肌力較弱者一開始練習也許腳跟無法持續踮高或維持一定的平衡，可以手扶牆面或椅子輔助。動作全程可舌頂上顎，牙齒輕閉，避免因震動而不慎咬到舌頭。

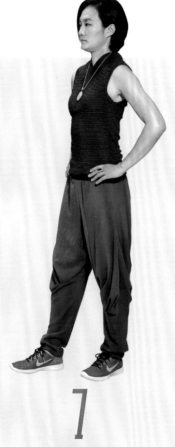
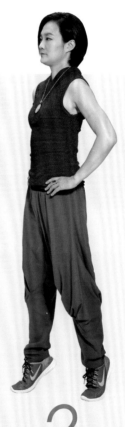

1
預備動作
兩腳打開與肩同寬，雙手叉腰，吐氣預備。

2
踮腳尖
吸氣，將腳跟踮起，停留三秒。

動作示範影片

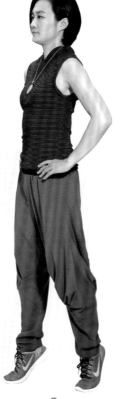

4
踮腳尖
吸氣，將腳跟踮起，停留三秒。

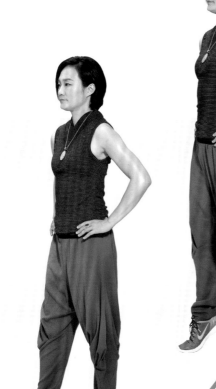

3
勾腳尖
吐氣，腳跟慢慢回到地面，將腳尖微微勾起。

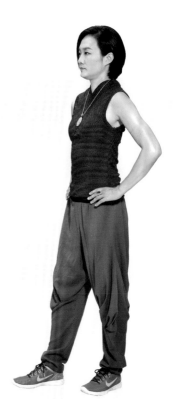

5
吐氣放鬆
吐氣，腳跟慢慢回到地面，放鬆。視個人狀況，重複踮腳跟和勾腳尖的動作。

8-2 大字高昇 　**訓練** 腿部肌力，擴展胸腔和胸大肌。

　　配合蹲馬步的大腿肌力訓練，增加手臂開展的動作，使胸腔和胸大肌擴展，也有助於舒緩心情。練習完後全身都會有相當程度的放鬆！不過小腿踮起時，注意從腳尖到膝蓋保持中正，五個腳趾平均施力，大腿內側有用力往內夾緊的感覺，才能平均地鍛鍊到腿部的肌肉。

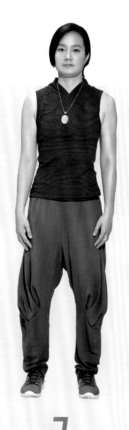
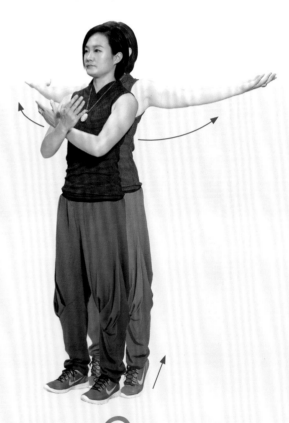

1
預備動作

兩腳打開與肩同寬，雙手置於身體兩側。

2
吸氣踮腳跟

吸氣，雙手從胸前向外打開成大字形，同時將腳跟踮起停留。

動作示範影片

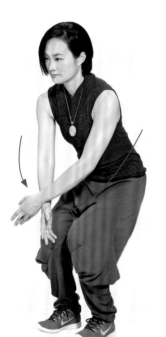

4

吸氣踮腳跟

吸氣，雙手從胸前向外
打開成大字形，同時將
腳跟踮起停留。

3

吐氣放鬆

吐氣，身體下蹲，雙手和
膝蓋慢慢往下放鬆。

5

吐氣放鬆

吐氣，身體下蹲，雙手
和膝蓋慢慢往下放鬆。
視個人體能狀況，重複
步驟1～5動作。

步步高昇

8-3 佛朗明哥式　訓練 小腿肌力、肩膀三角肌。

　　運用單腳踮起來訓練小腿肌力，此外配合手臂往上拉伸拍掌的動作，不但可以訓練肩膀三角肌、延伸脊椎，活絡心包經和疏通腋下的淋巴；而將手指張開有力量地拍掌時，可刺激手上所連結全身的穴位，活化組織器官，促進代謝，越拍越有精神！

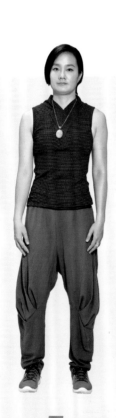

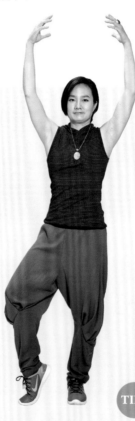

TIPS 這個動作也可以一邊踮起腳尖、一邊做雙手拍掌的動作（可參考動作示範影片），兩種動作可以自由變化，更添運動的豐富性。

1 預備動作
兩腳打開與肩同寬，雙手置於身體兩側。

2 右腳成樹式
右腳打開，膝蓋朝外側成樹式，右腳腳尖點地。雙手往上輕舉預備。

3 向上延伸
吸氣，將兩腳腳跟踮起，身體往上延伸。

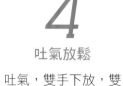

動作示範影片

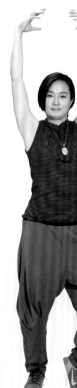

4 吐氣放鬆

吐氣，雙手下放，雙腳著地，放鬆。

5 左腳成樹式

左腳打開，膝蓋朝外側成樹式，左腳腳尖點地。雙手往上輕舉預備。

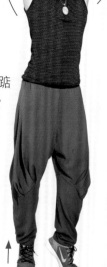

6 向上延伸

吸氣，將兩腳腳跟踮起，身體往上延伸。

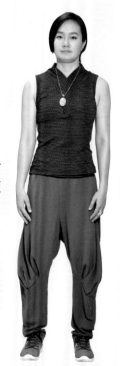

7 吐氣放鬆

吐氣，雙手下放，右腳點地，放鬆。重複步驟1～7的動作。

第1招 轟然天降

第2招 左右彗願

第3招 一柱擎天

第4招 雙手頓足

第5招 地步到位

第6招 回眸一笑

第7招 名揚國是

第8招 步步高昇

8-4 踮腳後勾　**訓練** 心肺功能，緊實大腿後側肌肉。

動作示範影片

　　單腳踮起除了訓練小腿肌力，另一隻腳接著往後勾，盡量踢到臀部，可以伸展大腿前側肌肉，緊實大腿後側肌肉。若往後踢時配合吐氣，腳跟回到地面時吸氣，配合一定的節奏，這個動作也是很好的心肺功能訓練。

【動作要點】

● 一開始大腿踢不到臀部時，可能是前側肌肉太緊，需要慢慢練習，不要因為強力往後踢而造成大腿肌肉過度拉扯。

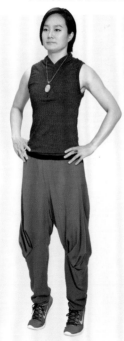

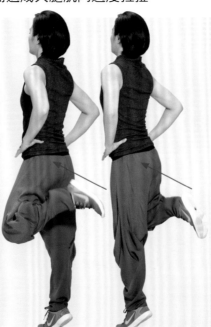

後勾腳時可以站在原地，也可以前後移動，或是轉圈，增加動作的變化性及趣味性。

TIPS

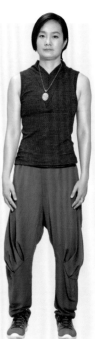

1 預備動作

雙手叉腰，雙腳與肩同寬，踮起腳跟預備。

2 雙腳向後勾

分別將右腳、左腳輪流踢向臀部，後踢時讓腳跟盡量碰到屁股，落地時，盡量讓腳跟保持踮起。

3 放鬆調息

身體放鬆，回到站姿調息，調息好再繼續做步驟2的動作。

8-5 跐腳八字

訓練 大小腿肌肉，緊實臀部。

動作示範影片

　　下蹲和跐起的動作，可以加深小腿比目魚肌、腓腸肌、大腿肌力的練習，而因角度的變換，可以鍛鍊到較小的肌群，消除臀部的贅肉。記得膝蓋還是要朝著腳尖的方向往外打開，注意肌肉施力的均衡。

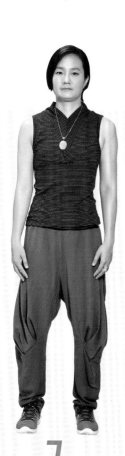

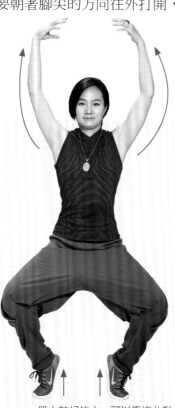

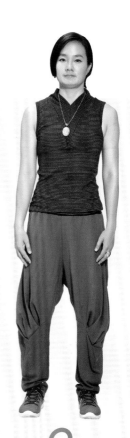

TIPS 肌力較好的人，可以重複此動作，利用腳尖撐地的力量，重複下蹲和起身的動作。

1
預備動作

雙腳打開與肩同寬。

2
雙手高舉

吸氣，雙手自然高舉向上，屈膝雙腳微微外八，腳尖點地、抬起腳跟，讓身體微微下沉。

3
吐氣放鬆

吐氣，雙手回到身體兩側、雙腳回到地面放鬆。

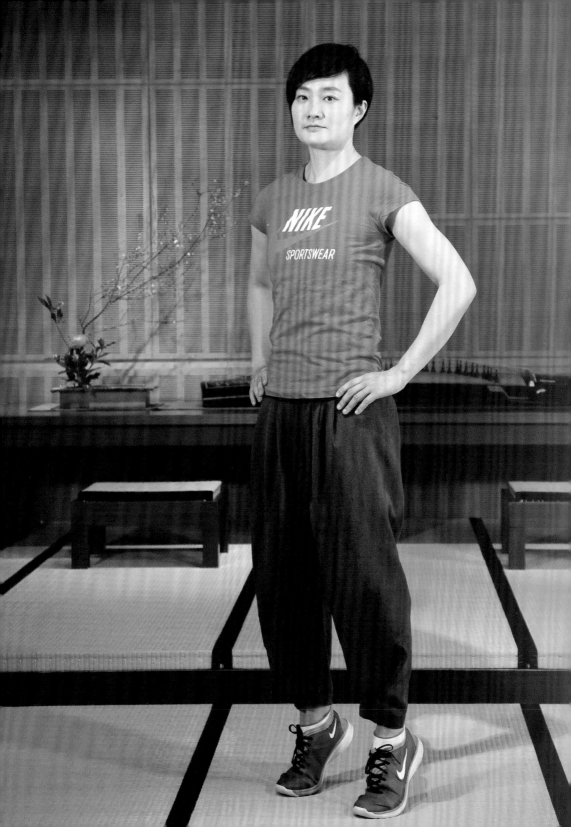

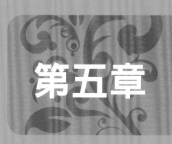

第五章

養生篇
強化心肺和肌耐力的
＜太極十三式＞

五大步法加上八大方位打法，
最基礎、簡單的太極十三式，
讓你親身體驗博大精深的太極運動！

太極十三式，
教你養氣、養命，氣癒百病！

練太極，不僅養身又養心。太極以前常被認為是只有老年人才會在公園做的運動，但根據科學家、醫學界研究發現，太極可說是一項全方位的運動，它涵蓋了身體各部位的肌肉、關節活動，而且重視呼吸調整，針對心肺機能、心血管疾病、關節炎等病症都有幫助。

榮獲最完美運動的美名

太極拳看似溫和、輕柔的動作，卻具備強化肌耐力、改善平衡控制與動作靈活度，以及提升心肺功能、緩解疼痛與促進新陳代謝等多重功效。太極甚至被美國《時代雜誌》譽為最完美的運動，哈佛大學也曾在專文中推薦，太極是一生中最棒的健康活動（**could be the perfect activity for the rest of your life**）。而國內外醫療復健科也會採用太極運動，幫助病患得到療效。

不過現代人生活忙碌，很難有時間好好運動，所以介紹給大家用簡單的五大步法、八大招式結合而成的太極十三式。五大步法是針對下盤的鍛鍊，從大腿、小腿到腳掌都能做肌力的強化；八大招式拆解來看，從手部、腹部、背部、腰部的肌肉都得用上。我將示範兩套連續的太極拳法，初學者可以從一招一招開始練習，再逐漸將步法、招式融合，期望讓大家都可以輕鬆入門，親身體驗太極拳法的功效。

各種年齡層練習太極的對應效果

年長者

❶ 活化腦細胞	❷ 增強記憶力	❸ 預防心血管疾病	❹ 增強活動能力

青壯年族群

❶ 鍛鍊筋骨強壯骨骼	❷ 增強體力	❸ 訓練敏捷性	❹ 增強爆發力
❺ 提升元氣，消除疲勞	❻ 增加攝氧量，改善憂鬱		

孩童

❶ 增強抵抗力	❷ 強化呼吸系統與心肺能力	❸ 改善敏感性體質	❹ 強健骨骼

女性

❶ 調理體質	❷ 增加氣血循環	❸ 改善體態	❹ 常保青春活力

身體虛弱者

❶ 復健與保健	❷ 調理五臟六腑	❸ 增加柔軟度	❹ 提升肌肉量

▶太極十三式，八大方位動作示範影片連結

1. 第一式到第四式		2. 第五式到第八式	
掤、履、擠、按		采、挒、肘、靠	

五大步法定義

基本步法的動作說明，在本書的第三章部分已經詳細解釋（請見 **P44-49**）。不過如果太極十三式當中，缺少了這五大步法的概念，就無法構成十三式。所以在這裡介紹由五行：金、木、水、火、土所衍生的五大步法定義，讓大家對太極更能清楚瞭解。

進、退、顧、盼、定是太極拳的五步，從五行來看，把一個人的位置當作中央，前面為南方、後面為北方、左手為東方、右手為西方。因此前進屬火，後退屬水，左顧屬木，右盼屬金，中定屬土。用腳上五種步法的運作反射勁道，由腰胯帶動到手上八法，達到渾然一體。

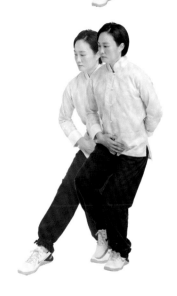

一、（前）進（**基本步法中的「弓步」**）

進，在五行中的「火」位，火有向上、急進的趨勢。在動作上，是指敵方被制住、重心不穩或要避開時，你及時往前踏進、攔截敵方的步法。

二、（後）退（**基本步法中的「虛步」**
後退轉「弓步」）

退，在五行中的「水」位，水有向下流的趨勢，遇到平地則停滯不前。在動作上，是指敵方正面攻擊過來，你向後退或重心後移，讓敵方的攻擊落空、處於被動地位的步法。

三、（左）顧（基本步法中的「撇腳」，往左向前）

顧，在五行中的「木」位，因為有左顧右盼的說法，這裡顧就是左。在動作上，是指遇到敵人時，避開正面從兩旁繞過、轉而攻擊敵方比較弱的一側。

四、（右）盼（基本步法中的「撇腳」，往右向後）

盼，在五行中的「金」位，這裡指右。在動作上，是指敵方的攻勢變換又不易對付時，跟著對方的力道、腳步，不即不離的周旋，找機會反擊。

五、（中）定（基本步法中的「樁步」）

定，在五行中的「土」位，定有固守原地的意思。在動作上，是指遇到敵人時，敵人沒有失敗就退走，或是虛晃引誘你有所行動時，你原地不動步，做好準備等敵人再次進攻再制服敵人。

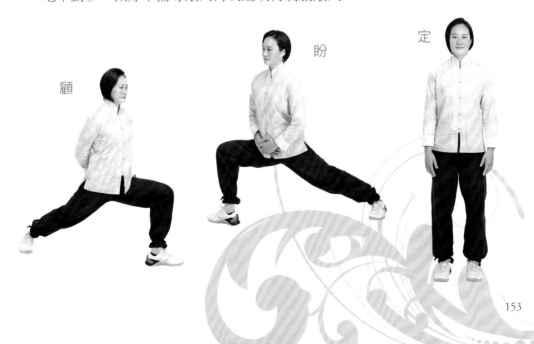

八大方位打法

接下來介紹八大方位打法，動作以右起示範，分四個、四個一組。熟悉後可跟著影片示範，向右做完接續向左做，更能使用全身肌肉。

起勢與收勢是太極十三式通用的開始和結束動作，不論做太極的哪些招式，前後都需要加上起勢與收勢，可以讓動作流暢，具有完整性。

0-1起勢

從站樁姿勢接續起勢動作，之後可以開始接續任一你想練習的太極招式，為太極十三式的開始動作。

【動作要點】

● 做太極合抱時，肩膀要下壓、不要聳肩，雙手對齊，視線隨著手的動作移動。

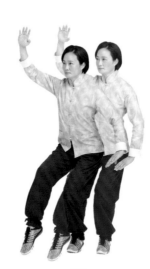

1
預備動作

雙腳打開與肩同寬，吸氣，雙手平舉到肩膀高度，吐氣微微下蹲、雙手掌心朝下按。

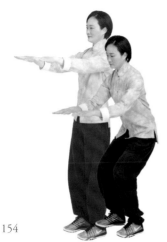

2
雙手畫圓

示範往右合抱，吸氣抬右手、左手下移，雙手畫圓繞圈。兩手保持微彎有彈性。

3
胸前合抱

停下時左手上、右手下，掌心相對，在身前呈合抱狀。右腳在前、踩虛步點地，重心放在左腳並踩實。

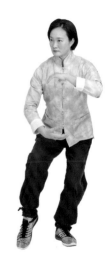

0-2收勢

　　與起勢相對，讓動作可以流暢地回到站樁姿勢，接在準備結束的招式之後，讓動作連貫、圓滿收尾，而不是突兀地中止。動作的方向也與起勢開始的方向相對。

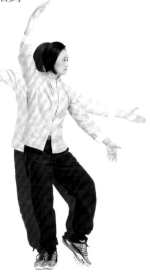

1 畫圓繞圈

相對於起勢，這裡是往左合抱，吸氣抬左手、右手下移，雙手畫圓繞圈會呈現右手上、左手下。兩手保持微彎有彈性。

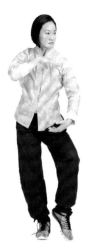

2 胸前合抱

停下時右手上、左手下，掌心相對，在身前呈合抱狀。左腳在前、踩虛步點地，重心放在右腳並踩實。

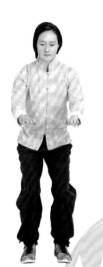

3 吐氣下蹲

吸氣，雙手分離、平舉到肩膀高度，雙腳踩回地面，重心均分。吐氣放鬆，微微下蹲、雙手掌心朝下按。

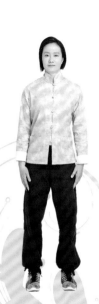

4 回到站姿

雙手回到身側，自然下垂。身體挺直，雙腳回到與肩同寬的站樁姿。

1 掤

字典上讀作「冰」，指箭蓋子，不過這裡是為太極拳專門選用的字，念作「朋」。在動作上，是指遇到敵人時，用堅韌的純剛力道藉由捧托、架格、彈抖等方法把敵方擊退，或是讓敵人無法靠近。

1 預備動作

前面先做起勢，左手上、右手下，右腳踩虛步，從太極合抱姿開始（P154）。右腳往前踩出六四步，身體往後坐。將身體重心的六成放在左腳，也就是左六、右四的比例。

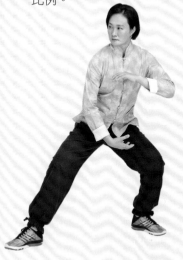

3 提手格擋

右手上移呈弧形橫放於胸前，掌心向內，有格擋的感覺。右手手肘對齊右膝蓋、膝蓋對齊腳尖。左手下按到腰胯的高度。

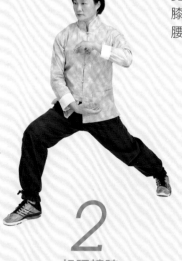

2 扭腰轉胯

往右扭腰轉胯，重心換到前方的右腳並彎成90度，後面的左腳打直成弓步，左腳跟轉向前。注意上半身要挺直，不要前傾。

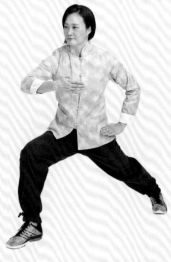

2 履

　　履在動作上是指雙手用剛強的力道固定住敵人攻擊過來的手臂，同時其中帶有柔勁，順著敵人攻擊過來的態勢，往回帶、外拉或用旋轉等方式，讓對方的攻勢失效，甚至順勢回擊。

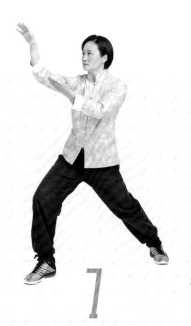

2
重心轉移

吐氣，雙手從右上方帶往左下方，身體重心隨著兩手下移，從前腳轉往後腳，變成右腳打直，左腳膝蓋微彎。

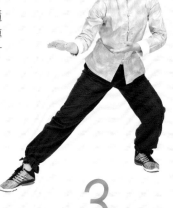

1
雙手上抬

接續掤的動作（**P156**）。吸氣，雙手同時抬高，右手上、掌心向下，左手下、掌心向上。右手移到視線朝上約**30**度的位置。雙腳順著手勢向上移動。

3
手至腰際

手肘關節保持彈性不鎖死，兩手下履到腰際高度，前腳保持打直、後腳微微彎曲。

③ 擠

擠，在字典上有壓榨、互推、排斥的意思。動作上則是指用柔韌的力量壓住敵人攻擊來的手腳、讓對方無法使力，同時也用陽剛的力道把身體相應的部位貼住敵人、把對方擊出。

2 雙手前擠

靠內側的左手貼在右手腕的脈搏處，兩手同時向前擠，下盤重心從左腳慢慢前移。

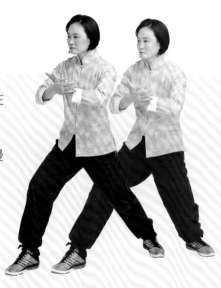

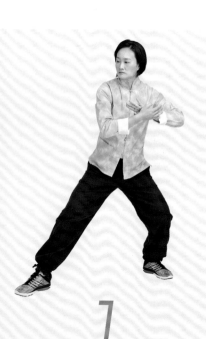

1 手移胸前

接續履的動作（P157）。雙手收到胸前交疊，右手在前、左手在後，右手掌心向內，左手掌心翻向前方，腳步不變。

3 腳轉弓步

兩手往前伸，但保持一定的弧度，腳轉成弓步，前腳的膝蓋呈90度，後腳打直。

4 按

按，有用手壓的意思。動作上是指透過純柔的力道，用手壓住敵人攻過來的手、足、肩、肘等各個部位，隨著對方動作借勢粘帶、迴旋揉按，抑制對方，讓他攻勢失效。

1 雙手分離

接續擠的動作（**P158**）。重心在前腳，將交疊的手掌心同時翻向下，往前伸直，雙掌分離向後畫圓。

2 身體下蹲

吸氣，身體向後坐。兩手分開往後畫圓時，重心也由前面的右腳移至後面的左腳，兩腳微蹲。

3 重心轉前

吐氣，兩手掌心朝前、往前推，腳的重心再從後腳換到前腳，成弓步、後腳打直。之後向左太極合抱，收勢（**P155**）。

5 采

　　采，在字典上有「摘取」的意思。在動作上是指，手藉著柔韌的力道，用抓、拿、掏、粘帶的方式，制住敵人用來進攻的部位，之後再用強剛的力量順勢攻擊敵人被壓制的部位，把他擊出。

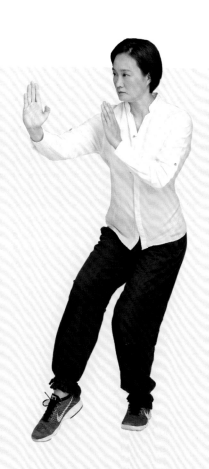

1
預備動作

向右做起勢，身體向右呈45度角，往右做太極合抱（P154）。

2
手掌向前伸直

雙手從左後方微微畫圈，往右前方放。往左後方拉時吸氣，往右前方放時吐氣，右腳同時虛步向前點地。停住時，重心在後面的左腳，右手前、左手後，前手中指對齊眉間，後手對齊心窩前方，手肘下沉、肩膀微彎。

⑥ 挒

挒，音同「捩」，有「轉」的意思，指前手（或其他部位）用陽剛的力道接下敵人攻擊過來的部位，之後用走弧畫圈的方法柔化對方的力道，再用強柔的力量回擊敵人，讓對方失去平衡。

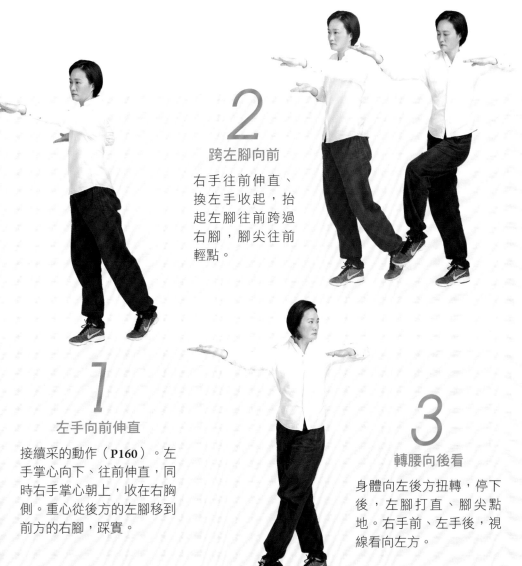

2

跨左腳向前

右手往前伸直、換左手收起，抬起左腳往前跨過右腳，腳尖往前輕點。

1

左手向前伸直

接續采的動作（**P160**）。左手掌心向下、往前伸直，同時右手掌心朝上，收在右胸側。重心從後方的左腳移到前方的右腳，踩實。

3

轉腰向後看

身體向左後方扭轉，停下後，左腳打直、腳尖點地。右手前、左手後，視線看向左方。

7 肘

　　肘，在字典上意思是上臂和前臂相接、向外凸起的部位。在動作上是指被敵人抓拿、或被敵人制住某個部位時，用強剛的力道突然折起手肘貼近敵人，再藉由柔勁把對方擊開。

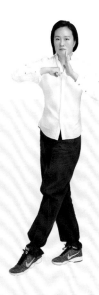

1

右手握拳

接續捌的動作（**P161**）。右手改握拳、左手立掌。

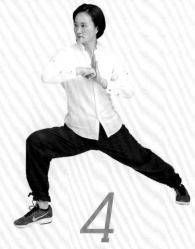

2

身體蹲低

兩腳交叉疊步向下蹲，臀部坐在後腳跟上。

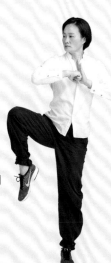

3

腳尖勾起前踢

站起後，右腳勾起腳尖往前踢再收回來，重心放在左腳上。

4

右腳向前跨出

右腳往前跨成弓步、腳尖轉正，前腳**90**度、後腳打直。將右手手肘往前頂，手肘對膝蓋、膝蓋對腳尖。

8 靠

靠，指挨近、依靠的意思。當被敵人壓制時，先緊靠並貼住敵人身體，順勢用肩、背、臂、胯等部位讓自己微微失重，再用俐落的剛勁在相貼處突然施力、恢復重心，藉此將敵人擊出。

【動作要點】

● 這個動作下盤的重心轉換比較多，記得下半身的重心要放穩，以免跌倒。動作不可貪快、操之過急，整體動作的慢速操練，也可以有效增強下半身的肌耐力。

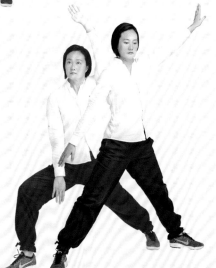

2 雙手畫圓

左手在上、右手在下，四指併攏、兩手畫一個大圓。手部動作的同時，兩腳伸直，右腳尖轉回前方。

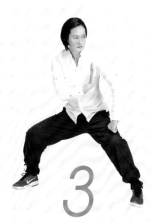

3 左手立掌靠肩

右手繞一圈到右下方後，往左上推到左肩前方，立掌輕靠在左肩窩，左手握拳放在左大腿中段位置，兩腳微蹲、成大馬步。做完靠的動作之後，往左接續收勢太極合抱（**P155**），吐氣雙手下按、回到站立姿勢。

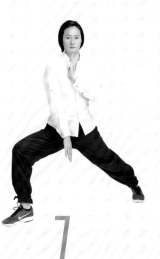

1 上身回到正面

接續上頁肘的動作（**P162**）。右腳維持弓步，上半身往左側轉回正前方，左手維持立掌，右手掌心朝外、向下伸直。

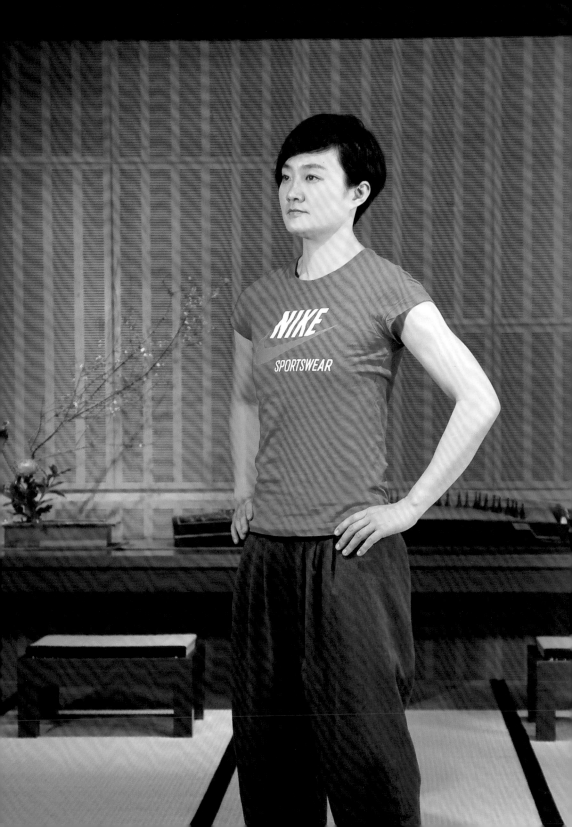

第六章

加強篇
隨時隨地都能做的
腿部保養

每天利用片刻的時間，
進行腿部的保養，
透過坐著做的腿部訓練，
以及敲打按摩，讓下半身得到更多的訓練及舒緩，
讓雙腳抵抗退化不老化！

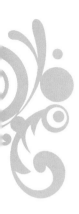

>>> 坐著做，居家腿部鍛鍊

平常久坐的上班族，或是行動較為不便的人，也可以利用坐著來進行腿部的訓練，以下的動作，只要做得紮實確切，很快就能感受到效果喔！

練習前要注意的兩件事：

一 | 選擇適合的椅子

● 椅子需穩固厚重，不會輕易移位或傾倒。

● 椅面微硬不可太軟。

● 椅面高度必須是坐上後，可以讓大腿和小腿呈90度彎曲的高度。

二 | 注意動作的穩定度

● 在做以下動作時，都需坐在椅子前1/3處，不要全部把椅子整個坐滿。

● 除了第二招貓式拱背的動作之外，腰背脊椎都需保持中正，骨盆垂直於椅面，不要往後拱或過度向前彎，保持核心肌群的穩定，若因為動作無法完成而彎腰駝背，效果反而不好，而且容易引起運動傷害，需特別留意。

10個坐著做的強膝健骨養生功

一 | 蹺腳轉體　　　　　　　　訓練重點：鍛鍊腰部與扭轉側身

Step1：坐在椅子前1/3處，腰背挺直。

Step2：蹺右腳夾在左腿外側，轉向右後方，視線看向右肩的遠方，呼吸穩定，停留15～30秒。

Step3：換邊再做。蹺左腳夾在右腿外側，轉向左後方。左右各一次為一個循環，需做5個循環。

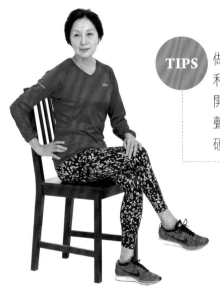

> **TIPS** 做這個動作時，會感覺腰背部肌肉和脊椎扭轉，長期勞損的人有時一開始還會聽到脊椎轉動的「格格」聲。這個動作可以協助同時放鬆僵硬的後背。

二 ｜ 貓式拱背加轉拳　　　**訓練重點：伸展下背部**

Step1： 坐在椅子前1/3處，身體放鬆。

Step2： 將背部拱起，吐氣，雙手握拳向內轉，拳心會朝外側，伸展背部，感覺背部肌肉隨著吐氣越來越放鬆。

Step3： 吸氣，挺胸，掌心翻上手臂打開，背挺直，打開胸膛再把氣吸飽一點。拱背、挺胸的動作反覆做5～10次。

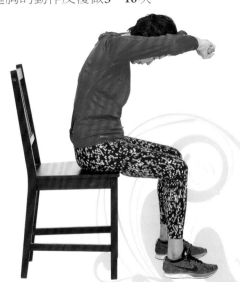

三｜前勾腳

訓練重點：伸展腿後筋膜與肌肉

Step1：坐在椅子前1/3處，身體放鬆。

Step2：腰背打直，吸氣，右腳向前伸直踩地。

Step3：吐氣，將右腳腳尖勾起，身體微微向前傾，感受大腿後側被伸展拉開，有點緊緊的感覺。右手同時伸直，右手指尖碰到右腳尖。持續停留15～30秒。

Step4：換邊再做。左右各一次為一個循環，需做5個循環。

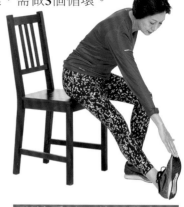

TIPS 這個動作可以放鬆腿部僵硬的筋膜肌肉，使得行走和活動都更為順暢，延緩老化現象。多練習這個動作，可以讓腿後側伸展的程度越來越好。

四｜平擱腿

訓練重點：伸展臀大肌

Step1：坐在椅子前1/3處，身體放鬆。

Step2：吸氣，左腳舉起將左腳踝擱在右腳大腿上方偏外側，蹺起腳尖，身體微向前傾，左腳膝蓋平行於地板。

Step3：吐氣，手肘稍微按壓住左膝蓋，增加伸展的強度。停留15～30秒。左右各一次為一個循環，需做5個循環。

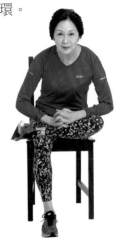

TIPS 此動作可以改善因久坐或疏於運動而緊繃的臀大肌。

五｜勾、點、轉三步驟　　　訓練重點：腳踝和小腿伸展與訓練

Step1： 坐在椅子前1/3處，身體放鬆。

Step2： 將腰背打直，吸氣，右腳向前伸直，勾腳尖。吐氣，將腳尖往下點並下壓。

Step3： 吸氣，腳踝往左轉一圈；吐氣，將腳踝往右轉一圈。換邊再做。左右各一次為一個循環，需做5個循環。

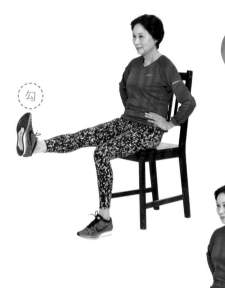

勾

點

轉

TIPS 整個腳踝都會得到放鬆和舒緩，小腿脛骨前肌和後側肌肉——腓腸肌和比目魚肌也會同時有伸展和緊實的功效。

TIPS 這個動作也會刺激足部的六條經絡，協助五臟六腑的新陳代謝。

六｜前抬腿

訓練重點：訓練大腿前側肌肉

Step1：坐在椅子前1/3處，身體放鬆。

Step2：腰背打直，吸氣，右腳抬膝。

Step3：吐氣，將右腳向前平舉伸直，停留在空中，高度盡量與另一隻腳的膝蓋平行，保持自然呼吸，停留15～30秒後，再慢慢放下，換腳。左右各一次為一個循環，需做5個循環。

TIPS 剛開始練習會感到大腿前側微微發抖，那是因為肌力太弱之故，慢慢加強鍛鍊即會漸入佳境。做完隔天肌肉可能會有微微痠痛感，可以做站姿伸展大腿和緩（注❶）。

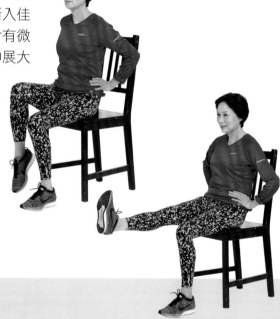

▶ 注❶：站姿大腿前側伸展

身體保持穩定中正，可用左手扶著支撐物保持平衡，吸氣，右腳向後勾起，吐氣，右手握著腳踝處向臀部靠近，骨盆切勿歪斜，臀部微微向內側夾緊，兩個膝蓋盡量靠攏，此時會感受到大腿前側肌肉拉長，可以做3個深呼吸或停留20～40秒，接著右手鬆開，腳輕輕放下，換邊再做。可以反覆做2～3次或是單腳伸展的時間拉長至3～6個深呼吸。

七｜抬膝蹬腿　　　訓練重點：訓練大腿前側和小腿肌肉

Step1：坐在椅子前1/3處，身體放鬆。

Step2：腰背打直，吸氣，右腳膝蓋彎曲靠近上半身，腳尖勾起，吐氣，向前出力蹬腿，腳尖保持勾起。停留**15～30**秒後，再慢慢放下，換腳。左右各一次為一個循環，需做5個循環。

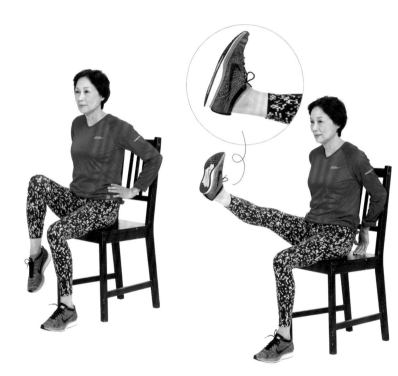

TIPS　膝蓋不要鎖死，要保持彈性，以免關節部位因用力過度拉扯而受傷。

八│單掃腿　　　　　訓練重點：訓練大腿前側肌肉

Step1：坐在椅子前1/3處，身體放鬆。

Step2：腰背打直，吸氣，右腳向前伸直微微舉高（高度可由低至高，最高不要超過左腳膝蓋）持續保持勾腳尖。

Step3：吐氣，將右腳向外打開，吸氣，再向內夾緊，然後吐氣，向外打開，吸氣，再向內夾緊。向外與向內為一次循環，反覆10～20次循環。

Step4：換左腳，進行打開、夾緊的動作，反覆10～20次循環。

TIPS 大腿前側肌肉的幾組訓練都可活絡膽經和膀胱經，加強下半身血液循環，促進代謝大腿囤積的脂肪。

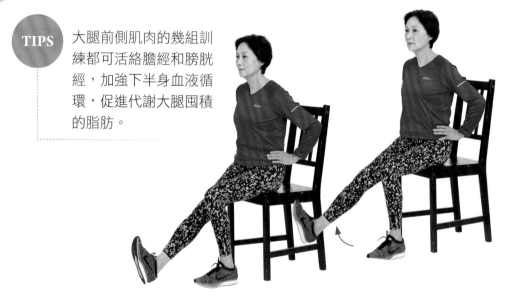

九│剪刀腳　　　　　訓練重點：訓練大腿肌肉與核心

Step1：坐在椅子前1/3處，身體放鬆。

Step2：腰背打直，將兩腳向前伸直微微舉高（高度可由低至高，最高不要超過骨盆），勾腳尖，接著吸氣兩腳向外打開。

Step3：吐氣，兩腿向內，將內大腿肌肉夾緊，兩腳微微交叉，右腳上左腳下。然後吸氣，向外打開，吐氣，再向內夾緊，兩腳微微上下交叉，這次換成左腳上右腳下。向外與向內為一個循環，需做10～20個循環。

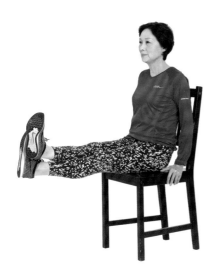
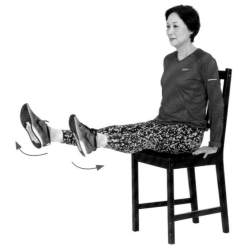

十｜以腿夾拳　　　　　　訓練重點：訓練大腿內收肌

Step1：坐在椅子前1/3處，身體放鬆。

Step2：兩手掌握，虎口相對併攏或微微前後相疊併攏，放在兩腳大腿的中間，吸氣，大腿用力向內夾緊，停留約5～10秒，吐氣鬆開，反覆5次。可以移動拳頭的位置，從膝蓋內側的血海穴處到靠近骨盆這段距離，按摩不同的穴位。

TIPS 從膝蓋內側的血海穴處到靠近骨盆這段距離，同時達到按摩脾經和肝經的功效，促進大腿淋巴的循環！

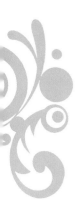

>>>
敲打按摩，讓下半身更舒暢

除了透過前面介紹〈強膝健骨養生功〉的練習之外，平時多利用敲打按摩下半身的經絡、穴道，增進並活絡腿部淋巴循環、改善水腫，讓身體更能得到舒緩。

一｜敲打環跳穴

動作： 手握拳，腳抬膝，敲打臀部的環跳穴，可使髖關節靈活，氣血通暢，增強腿部力量。

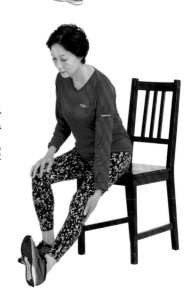

二｜輕拍委中穴

動作： 委中穴位於膝關節後側的橫紋中間，是膀胱經上的重要穴位，多按摩可以改善坐骨神經痛、膝蓋疼痛、腰痠背痛等等。平常可以用手掌或拳背輕輕拍打按摩。

三 │ 按摩大腿經絡

動作： 雙手握拳，用指關節分別從大腿的內側與外側由前往後來回按摩，舒展大腿外側的膽經，及內側的肝經，疏通受阻的經絡，幫助帶動體內廢棄物排出，讓氣血循環更加順暢。

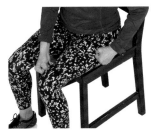

四 │ 按摩小腿肌肉、血海穴

動作： 小腿肌肉容易腫脹、痠痛，按摩小腿肚，促進腿部循環、改善水腫。可特別多加按摩血海穴，血海穴位於大腿膝關節內側上2寸，按下之後會有痠脹麻的感覺，改善膝關節疼痛，調理氣血。

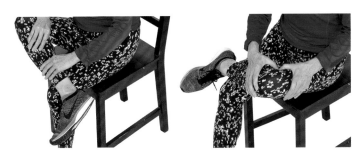

▶ 常保年輕活力的美麗媽媽！

我今年65歲，可以享受半票優惠了，很多人都說看不出來。我的工作需要站整天，從年輕到現在站了五十多年。同年齡的朋友都去動手術，換膝關節、髖關節，我到國外還可以步行旅遊十幾天。很多人問我怎麼做到的？其實我就是每天運動，持續練習養生功，一天做一兩個動作也好，都沒有間斷過。現在我膝蓋和腿腳都非常有力喔！希望大家也都來練習，一起找回健康、充滿活力。

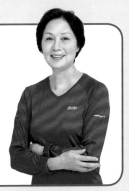

台灣廣廈 國際出版集團
Taiwan Mansion International Group

國家圖書館出版品預行編目（CIP）資料

專為中高齡設計的強膝健骨養生功：國家級教練教你一日10
分鐘，關節不退化、骨質不疏鬆、肌肉不萎縮 /李筱娟作. --
初版. -- 新北市：瑞麗美人, 2018.09
　　面；　　公分. --（新國民健康系列；18）
ISBN 978-986-96486-0-8
1.健身操 2.運動健康 3.中老年人保健

411.711　　　　　　　　　　　　　　107012466

♥ 瑞麗美人

專為中高齡設計的強膝健骨養生功【暢銷增訂版】
國家級教練教你一日10分鐘，關節不退化、骨質不疏鬆、肌肉不萎縮
（附QR code示範影片）

作　　者／李筱娟　　　　　　　編輯中心編輯長／張秀環・編輯／彭翊鈞
攝　　影／錢宗群　　　　　　　封面設計／曾詩涵・內頁排版／亞樂設計
造型協力／賴韻年　　　　　　　製版・印刷・裝訂／東豪・弼聖・秉成

發 行 人／江媛珍
法律顧問／第一國際法律事務所 余淑杏律師・北辰著作權事務所 蕭雄淋律師
出　　版／台灣廣廈有聲圖書有限公司
　　　　　地址：新北市235中和區中山路二段359巷7號2樓
　　　　　電話：（886）2-2225-5777・傳真：（886）2-2225-8052

行企研發中心總監／陳冠蒨
整合行銷組／陳宜鈴
媒體公關組／徐毓庭
綜合業務組／何欣穎
　　　　　地址：新北市234永和區中和路345號18樓之2
　　　　　電話：（886）2-2922-8181・傳真：（886）2-2929-5132

代理印務・全球總經銷／知遠文化事業有限公司
　　　　　地址：新北市222深坑區北深路三段155巷25號5樓
　　　　　電話：（886）2-2664-8800・傳真：（886）2-2664-8801
　　　　　網址：www.booknews.com.tw（博訊書網）
郵政劃撥／劃撥帳號：18836722
　　　　　劃撥戶名：知遠文化事業有限公司（※單次購書金額未達500元，請另付60元郵資。）

■ 出版日期：2018年09月　　　■ 初版二刷：2019年02月
ISBN：978-986-96486-0-8